Yao Weitao
Cai Qiqing
Zhang Peng

Operações de tumores ósseos malignos à volta do joelho em doentes jovens

Yao Weitao
Cai Qiqing
Zhang Peng

Operações de tumores ósseos malignos à volta do joelho em doentes jovens

ScienciaScripts

Imprint

Any brand names and product names mentioned in this book are subject to trademark, brand or patent protection and are trademarks or registered trademarks of their respective holders. The use of brand names, product names, common names, trade names, product descriptions etc. even without a particular marking in this work is in no way to be construed to mean that such names may be regarded as unrestricted in respect of trademark and brand protection legislation and could thus be used by anyone.

Cover image: www.ingimage.com

This book is a translation from the original published under ISBN 978-620-2-00452-7.

Publisher:
Sciencia Scripts
is a trademark of
Dodo Books Indian Ocean Ltd. and OmniScriptum S.R.L publishing group

120 High Road, East Finchley, London, N2 9ED, United Kingdom
Str. Armeneasca 28/1, office 1, Chisinau MD-2012, Republic of Moldova, Europe
Printed at: see last page
ISBN: 978-620-7-98241-7

ÍNDICE DE CONTEÚDOS

Efeitos da remoção do tumor ósseo metafisário com preservação da epífise e artroplastia do joelho

Introdução

Os tumores ósseos malignos são o oitavo tipo de tumor mais comum nas crianças, representando 2,4% (1) de todos os cancros infantis. De acordo com uma análise efectuada pelo National Cancer Institute of America, a taxa de incidência ajustada à idade para todos os cancros dos ossos e das articulações, em todas as idades e raças, é de 0,9/100 000 indivíduos por ano e a taxa de mortalidade é de 0,4/100 000 indivíduos (2). O osteossarcoma e o sarcoma de Ewing são os dois tumores ósseos malignos mais predominantes em crianças e adolescentes (3).

O osteossarcoma deriva de células mesenquimatosas primitivas formadoras de osso e é a neoplasia óssea primária mais comum, representando 56% dos tumores ósseos (3). A taxa de incidência de osteossarcoma para todas as raças e ambos os sexos é de 4,0 (3,5-4,6 intervalo de confiança de 95%) para a faixa etária de 0-14 anos (por ano, por milhão de indivíduos), e o grupo etário de 10-14 anos tem a maior incidência de osteossarcoma, coincidindo com o surto de crescimento pubertário (1).

Um total de 75% dos tumores ósseos malignos em crianças e adolescentes ocorre no fémur distal, junto às placas de crescimento metafisárias (1). A estratégia mais comum para a remoção de tumores ósseos metafisários malignos é a ressecção do tumor com preservação da epífise por distração pré-operatória da fise, ressecção transepifisária, artroplastia do joelho (ressecção da articulação do joelho) e amputação (4-8). A preservação da epífise com distração pré-operatória da fise foi descrita pela primeira vez por Canadell *et al* (9) em 1994, e pode ser realizada quando o tumor não transgrediu a fise e >5 mm de osso normal está preservado acima da fise na secção sagital, conforme determinado por ressonância magnética (RM) (10). Nestas condições, a distração da fise permite a separação da epífise da metáfise portadora de tumor. No entanto, quando o tumor ultrapassa a fise, é necessário efetuar uma ressecção da articulação do joelho combinada com a transferência de uma prótese metálica, conhecida como artroplastia do joelho (11).

No presente estudo, foram analisados os efeitos da remoção do tumor ósseo metafisário com preservação da epífise e da artroplastia do joelho, avaliando o controlo do tumor, a capacidade de crescimento do membro, a amplitude de movimento do joelho e os resultados funcionais do membro inferior.

Tabela I. Dados clínicos dos pacientes do grupo de distração da fise.

Patient	Age (years)	Gender	Limb with tumor	Tumor location	Distance of tumor physeal line (mm)	Histological diagnosis	Clinical stage	Duration of distraction (days)
1	12	Male	Left	Distal femur	10	Osteosarcoma	II B	7
2	14	Male	Left	Distal femur	7	Osteosarcoma	II B	4
3	13	Female	Right	Distal femur	12	Osteosarcoma	II B	5
4	9	Male	Left	Distal femur	5	Osteosarcoma	II A	5
5	11	Male	Right	Distal femur	10	Osteosarcoma	II B	7
6	13	Female	left	Distal femur	15	Osteosarcoma	II B	6

Tabela II. Dados clínicos dos pacientes do grupo de artroplastia do joelho.

Patient	Age (years)	Gender	Limb with tumor	Tumor location	Distance of tumor physeal line (mm)	Histological diagnosis	Clinical stage
1	10	Male	Right	Distal femur	2	Osteosarcoma	II B
2	13	Female	Left	Distal femur	3	Osteosarcoma	II A
3	12	Male	Left	Distal femur	3	Ewing's sarcoma	II B
4	12	Male	Right	Distal femur	0	Osteosarcoma	II B
5	14	Male	Right	Distal femur	1	Osteosarcoma	II B
6	11	Female	Left	Distal femur	3	Ewing's sarcoma	II A
7	9	Male	Right	Distal femur	1	Osteosarcoma	II B
8	16	Female	Left	Distal femur	2	Osteosarcoma	II B
9	12	Male	Left	Distal femur	3	Osteosarcoma	II A

Doentes e métodos

Pacientes. Entre 2007 e 2012, 15 pacientes com tumores ósseos metafisários malignos foram submetidos à ressecção do tumor. Seis destes procedimentos envolveram distração da fise e posterior excisão do tumor preservando a articulação e prótese do tumor para todos os doentes com reconstrução da articulação do joelho, que foi transplantada com um osso de aloenxerto ou autoenxerto. Este grupo foi denominado de grupo de distração fisária (DP); as informações dos pacientes do grupo DP estão listadas na Tabela I. Nove pacientes foram submetidos à ressecção da articulação do joelho combinada com a transferência de prótese metálica e foram rotulados como o grupo de artroplastia do joelho (KA) (Tabela II). O tumor estava localizado no fémur distal em todos os 15 doentes dos grupos DP e KA. O diagnóstico histológico foi osteossarcoma em todos os doentes do grupo DP e osteossarcoma em sete e sarcoma de Ewing em dois doentes do grupo KA.

A todos os doentes foram administrados dois ciclos de quimioterapia neoadjuvante antes da ressecção do tumor, de acordo com as diretrizes da National Comprehensive Cancer Center Network (12). O protocolo incluía uma dose elevada de metotrexato (8-12 g/m2), adriamicina (60-90 g/m2), ifosfamida (2 g/m2) e cisplatina (120 g/m2) para osteossarcomas.

Foi obtido o consentimento informado por escrito dos tutores em nome dos participantes envolvidos neste estudo. O Conselho de Revisão Institucional de Ciências da Vida da Universidade de Zhengzhou e o Comité de Ética do Henan Cancer Hospital aprovaram os procedimentos de consentimento e este estudo.

Cirurgia.

Grupo DP. As indicações para a distração da fise foram as seguintes: i) o exame histológico foi utilizado para confirmar a presença de um sarcoma ósseo primário; ii) o tumor estava situado na região metafisária e não tinha metastizado para outros órgãos; iii) a cartilagem da fise estava intacta; iv) o tumor não tinha transgredido a fise e >5 mm de osso normal acima da fise estava preservado na secção sagital, tal como determinado através de RM, realizada antes do tratamento (Fig. 1A).

O procedimento consistiu em três fases. i) Distração da fise: Foram inseridos dois pinos na epífise e outros dois na diáfise, 8-10 cm para além do tumor. Foi colocado um fixador monolateral externo com uma peça em forma de T para os pinos da epífise (Fig. 1B). A distração foi realizada a uma taxa de 1-2 mm/dia até que a fise se desconectasse da epífise, conforme determinado por exame de raios-X (Fig. 1C). O tempo médio de distração foi de 12 dias. Foi possível realizar esta fase enquanto o doente estava a terminar o curso de quimioterapia neoadjuvante. ii) Cirurgia de preservação da epífise: Foi efectuada uma ressecção em bloco, deixando uma margem ampla, sem expor a superfície metafisária da fise. O tumor ressecado foi imediatamente enviado para exame histológico. iii) Reconstrução protética com enxerto ósseo de aloenxerto ou autoenxerto: A reconstrução do defeito ósseo foi efectuada logo que o patologista constatou a ausência de tumor nos bordos do segmento ressecado. Um aloenxerto ou autoenxerto ósseo foi então inserido (Fig. 1D e E).

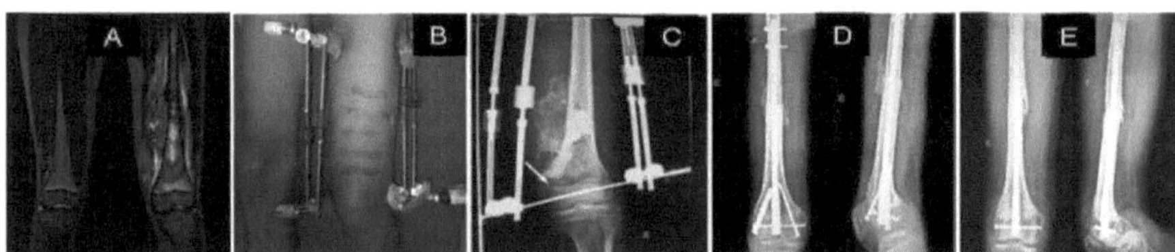

Figura 1. Paciente submetido à cirurgia de preservação epifisária. (A) Imagem de ressonância magnética pré-operatória mostra o tumor não atingindo a fise. (B) Fixador externo com peça em T para os pinos da epífise para distração da fise na perna de um doente com tumor ósseo maligno. (C) Uma imagem de raio-X mostra a separação da epífise da metáfise (seta branca). (D) Uma imagem radiográfica antero-posterior e lateral mostra a situação de um paciente 6 meses após a ressecção do tumor e a reconstrução do defeito com enxerto ósseo de aloenxerto. (E) Uma imagem radiográfica em

anteroposterior e perfil mostra a situação do mesmo paciente 2 anos após a ressecção do tumor e reconstrução do defeito com enxerto ósseo de aloenxerto. RM, ressonância magnética.

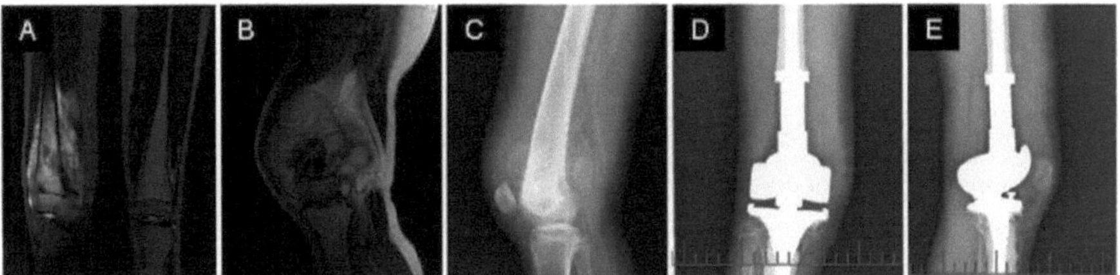

Figura 2. Paciente submetido a artroplastia de joelho (A e B) Imagens de ressonância magnética pré-operatória mostram o tumor ultrapassando a fise. (C) Imagem de radiografia em perfil mostra o tumor atravessando a fise. (D) Uma imagem radiográfica em anteroposterior mostra a situação do paciente 6 meses após a ressecção da articulação do joelho e do tumor, e a reconstrução do defeito com prótese metálica. (E) Imagem radiográfica em perfil mostra a situação do mesmo paciente 6 meses após a artroplastia do joelho. RM, ressonância magnética.

Se fossem encontradas células tumorais no bordo da fise da ressecção, a epífise era excisada e o membro era reconstruído por outros meios (prótese ou artroplastia do joelho).

Grupo KA. Um total de 9 pacientes, nos quais o tumor ósseo metafisário atravessava a fise, conforme observado nas imagens de RM (Fig. 2A e B) e de raios X (Fig. 2C), foram submetidos à ressecção da articulação do joelho e receberam uma prótese metálica (Fig. 2D e E), procedimento conhecido como artroplastia do joelho.

Tratamento pós-operatório. Todos os doentes receberam quimioterapia neoadjuvante por via intravenosa durante quatro a seis ciclos após a cirurgia, dependendo da resposta do doente. Os doentes foram autorizados a fazer exercícios de reabilitação de extensão e flexão activas após a cicatrização da ferida.

Seguimento. Os resultados pós-operatórios de todos os doentes dos dois grupos foram avaliados numa consulta de seguimento utilizando a amplitude de movimentos do joelho (ADM), a pontuação da Musculoskeletal Tumor Society (MSTS) (13) e a Toronto extremity salvage score (TESS) (14). Além disso, foram registados o prognóstico do tumor, o comprimento do membro inferior e as complicações, incluindo a cicatrização tardia da ferida, a união óssea tardia (>12 meses com pouca formação de osso novo, no pós-operatório) ou a não união (>1 ano sem formação de osso novo, no pós-operatório).

Análise estatística. Os dados são expressos como a média ± o erro padrão da média. Foi utilizado o software GraphPad (San Diego, CA, EUA) para a análise estatística. A diferença significativa entre os dois grupos com uma variante foi determinada usando o teste t de Student. P<0,05 foi considerado para indicar uma diferença estatisticamente significativa.

Resultados

Duração do tempo de seguimento. O tempo de seguimento no grupo DP foi de 1-5 anos, com uma duração média de 2,5 anos, enquanto o tempo de seguimento no grupo AC foi de 1 6 anos, com uma duração média de 2,6 anos. Não houve diferença significativa no tempo de seguimento entre o grupo DP e o grupo KA (P>0,05).

Resultados pós-operatórios. Cinco doentes do grupo DP estavam vivos e livres de doença no último seguimento e um doente sucumbiu dois anos após a cirurgia devido a metástases do tumor pulmonar. Não foi detectada qualquer recidiva tumoral local, embora tenha ocorrido uma união tardia num doente após a cirurgia.

No grupo KA, houve recidiva local do tumor em um paciente, cinco meses após a operação, sendo amputado o membro inferior com o tumor. Dois pacientes apresentaram metástase do tumor no pulmão seis meses após a cirurgia. Um dos dois pacientes sucumbiu 27 meses após a cirurgia, porém o outro paciente ainda estava vivo com o tumor no seguimento final, 36 meses após a cirurgia. Num doente, a prótese metálica ficou exposta no exterior da perna quatro meses após o procedimento, pelo que o membro inferior foi amputado.

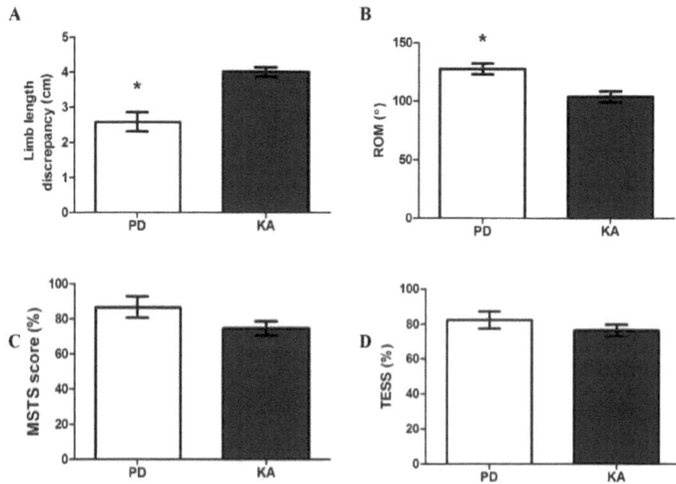

Figura 3. Resultado funcional do membro inferior nos dois grupos.
(A) A discrepância de comprimento entre o membro inferior com o tumor, que foi ressecado, e o outro membro inferior saudável nos doentes do grupo DP foi significativamente menor em comparação com a dos doentes do grupo KA

(*P<0,05 em relação ao grupo KA).
(B) A ADM do joelho dos membros inferiores com ressecção do tumor nos doentes do grupo DP aumentou significativamente, em comparação com a dos doentes do grupo KA (*P<0,05 em relação ao grupo KA).
(C e D) Não houve diferença significativa entre os grupos DP e KA na pontuação MSTS ou nos resultados TESS. Grupo de distração fiseal PD; KA, grupo de artroplastia do joelho; ROM, amplitude de movimento; MSTS, Musculoskeletal Tumor Society; TESS, Toronto extremity salvage score.

Capacidade de crescimento do membro inferior. O comprimento do membro inferior é influenciado negativamente pela epífise quando as crianças atingem a idade adulta. A discrepância de comprimento entre o membro inferior que recebeu a cirurgia e o outro membro inferior saudável nos pacientes do grupo DP foi de 2,58±0,27 cm, o que foi significativamente menor em comparação com a discrepância de comprimento de dois membros inferiores nos pacientes do grupo KA (4,01±0,13 cm) (t=4,691; P=0,009; Fig. 3A).

Resultado funcional do joelho. A ADM do joelho do membro inferior com ressecção do tumor nos pacientes do grupo DP foi de 127,70±14,63°, o que mostrou um aumento em comparação com a dos pacientes do grupo KA (105,70±15,48°) (t=3,723; P=0,020; fig. 3B). O escore MSTS e os resultados do TESS do membro inferior com ressecção do tumor nos pacientes do grupo DP foram 86,67±6,06% e 82,33±4,98%, respetivamente, e 74,67±4,84% e 76,33±3,82% nos pacientes do grupo KA, respetivamente. Não houve diferença significativa entre os grupos DP e KA em relação aos escores MSTS (t = 1,671; P = 0,170) ou TESS (t = 1,006; P = 0,371) (fig. 3C e D).

Discussão

A cirurgia de conservação de tumores ósseos malignos do membro está a tornar-se cada vez mais comum devido a melhorias no diagnóstico por imagem, à eficácia da quimioterapia e radioterapia e aos avanços na reconstrução de defeitos ósseos (15). A cirurgia de preservação epifisária, a artroplastia do joelho (ressecção da articulação do joelho) e a ressecção transepifisária são técnicas comuns utilizadas na conservação de tumores ósseos malignos.

Existem várias vantagens na preservação da epífise na remoção de tumores ósseos malignos. Em primeiro lugar, a preservação da epífise com distração pré-operatória da fise pode proporcionar uma margem de ressecção segura para evitar a recorrência do tumor. Ao ressecar um tumor, todo o tecido maligno deve ser removido; portanto, neste estudo, a presença de ≥ 5 mm de osso normal acima da fise foi uma das indicações mais importantes para determinar se a distração da fise deveria ou não ser realizada. Se o tumor estiver em contacto com parte da fise, a distração fisária só pode ser tentada, sendo recomendada a histologia intra-operatória (9). Se forem encontradas células tumorais na margem da fise da ressecção, a ressecção transepifisária ou a artroplastia do joelho é o melhor método de tratamento cirúrgico, em vez da distração da fise. Quando o tumor ultrapassa a fise, a ressecção requer a perda da articulação adjacente, e a artroplastia do joelho deve ser realizada como cirurgia conservadora. Dessa forma, a segurança é garantida, pois todo o tecido maligno é excisado. No entanto, San-Julian *et al* (16) relataram resultados promissores da distração da fise, mesmo que o tumor estivesse em contacto próximo com a fise.

No presente estudo, cinco dos seis pacientes do grupo DP estavam vivos e livres da doença, e não houve recidiva local do tumor no último acompanhamento. Os resultados pós-operatórios demonstraram que a margem de segurança produzida pela distração fisária pode assegurar a ressecção completa do tecido tumoral. No grupo KA, o tumor local recidivou num doente, cinco meses após a cirurgia. Este facto pode ser resultado da presença de células malignas no tecido muscular ou na fáscia à volta do tumor antes da artroplastia do joelho, razão pela qual é necessário fazer imagens de RM dos tumores e do tecido adjacente e observá-las cuidadosamente para excluir metástases tumorais próximas. Um doente do grupo PD e dois doentes do grupo KA apresentavam metástases pulmonares, o que sugere que estas duas técnicas de cirurgia de conservação não evitam completamente as metástases. É possível que algumas células malignas já tivessem migrado para o sangue ou para a linfa, que não foram detectadas por métodos de diagnóstico antes da ressecção do tumor.

A distração fisária é mais segura do que a ressecção transepifisária, uma vez que a ressecção transepifisária é mais difícil de realizar numa placa de crescimento super complexa com superfícies irregulares e pode resultar numa excisão incompleta do tumor (17). A distração fisária é realizada no pré-operatório como primeira fase da cirurgia, com a separação da placa de crescimento e do tumor. Assim, o tumor pode ser ressecado completamente através de uma osteotomia diafisária.

Além disso, a distração da fise permite a preservação da epífise para o alongamento do membro no osso em crescimento de crianças e adolescentes. A epífise, a extremidade arredondada de um osso longo onde se junta ao osso adjacente, é responsável pelo alongamento do osso, indispensável nas crianças em crescimento. Após a remoção da cartilagem de crescimento, é provável que ocorram discrepâncias progressivas no comprimento dos membros. No presente estudo, a discrepância do comprimento da perna no grupo PD diminuiu significativamente em comparação com a do grupo KA (Fig. 3A). Isto deve-se ao facto de a técnica de Canadell de distração pré-operatória da fise deixar para trás um limite alargado de osso recém-formado, e a epífise ser preservada com a sua capacidade regenerativa, para permitir o crescimento das células da camada germinal. Assim, esta nova técnica de reconstrução "orgânica" pode diminuir as discrepâncias de comprimento dos membros em comparação com a reconstrução biológica ou a reconstrução com próteses metálicas. Langlois e Laville (18) investigaram o alongamento do membro e as deformações angulares em 15 doentes submetidos a cirurgia de distração fisária e verificaram que a discrepância do comprimento do membro e a deformação angular podem ser corrigidas simultaneamente com esta nova técnica. Os autores concluíram que a distração fisária não necessita de osteotomia e respeita o fornecimento vascular ao tecido regenerativo. No entanto, no presente estudo, ainda se verificou uma discrepância de comprimento do membro de 2-3 cm nos doentes do grupo DP, apesar de a discrepância ser menor do que a observada com outras técnicas. Estudos anteriores demonstraram que existe uma estreita associação entre a taxa de distração da fise e o alongamento do membro. De Bastiani *et al* (19) compararam os efeitos de duas velocidades de distração da placa epifisária e observaram que, com a distração rápida a uma velocidade de 1 mm/dia durante sete dias, se observou uma ossificação quase completa da cartilagem ao fim de 70 dias. Em contraste, a distração lenta foi realizada a 0,25 mm a cada 12 horas (0,5 mm/dia) durante 28 dias, após o que a placa epifisária voltou a ter uma espessura normal com morfologia celular normal após 70 dias, o que significa que a placa epifisária foi capaz de manter uma taxa de crescimento normal. Além disso, Pereira *et al* (20) distraíram a fise tibial proximal de um coelho com uma taxa de distração de 0,5 mm/dia durante quatro semanas e demonstraram que a placa de crescimento tibial proximal manteve uma taxa de crescimento normal após uma distração lenta da fise. No presente estudo, a fise foi distraída a uma taxa de 1-2 mm/dia durante sete dias. Isto sugere que a distração rápida pode prejudicar a integridade da placa de crescimento ou danificar algumas células da camada germinal. Em estudos futuros, a taxa de distração deve ser reduzida, a fim de explorar o mecanismo implicado e, possivelmente, evitar discrepâncias no comprimento dos membros.

A preservação epifisária, como um tipo de cirurgia poupadora de membros, é vantajosa em termos de preservação da função do joelho. No presente estudo, a ADM dos joelhos dos pacientes do grupo DP aumentou, em comparação com a dos pacientes do grupo KA (Fig. 3B), a articulação do joelho na cirurgia de preservação da epífise foi preservada, permitindo que o joelho flexionasse em um ângulo maior. Este resultado é consistente com o de Fang *et al* (21). Outros resultados funcionais do presente estudo incluíram um escore médio de MSTS de 86,67% e um escore médio de TESS de 82,33% nos pacientes do grupo PD, que não mostraram uma diferença significativa quando comparados com os escores dos pacientes do grupo KA (Fig. 3C e D). De acordo com os resultados do presente estudo, estudos anteriores demonstraram que os resultados funcionais da cirurgia de preservação da epífise são semelhantes aos de outras técnicas de preservação de membros (22,23).

Apesar destes resultados promissores, as complicações pós-operatórias continuam a ser um problema significativo com esta nova técnica. Estas complicações podem incluir a união tardia ou a não união na junção aloenxerto-hospedeiro. Para resolver este problema, foram utilizados no presente estudo sistemas de placas bloqueadas ou pregos intramedulares mais fortes e interligados para melhorar a fixação do aloenxerto ao osso hospedeiro. Para além disso, as contraturas articulares e o afrouxamento protésico são as principais complicações da artroplastia do joelho; por conseguinte, é muito importante continuar a melhorar as próteses.

Em conclusão, a cirurgia de preservação epifisária é uma técnica eficaz para salvar membros no tratamento de tumores ósseos metafisários malignos em crianças e adolescentes, quando são cumpridas indicações rigorosas. A cirurgia de preservação epifisária deve ser considerada em primeiro lugar nesta situação, uma vez que resulta numa menor discrepância do comprimento do membro, numa maior amplitude de movimento do joelho e em bons resultados funcionais dos membros inferiores. No entanto, quando as indicações não são satisfeitas, a artroplastia do joelho deve ser efectuada como uma cirurgia de salvação do membro, de modo a remover completamente o tumor.

Agradecimentos

Os autores gostariam de agradecer as contribuições dos colegas.

Referências

1.   Ottaviani G e Jaffe N: A epidemiologia do osteossarcoma. Cancer Treat Res 152: 3-13, 2009.

2.   Ries LAG, Melbert D e Krapcho M: SEER Cancer Statistics Review, 1975 2004, Bethesda, MD: Instituto Nacional do Cancro. 2006. http://seer. cancer.gov/csr/1975_2004/. Acedido em 30 de setembro de 2013.

3.   Gurney JG, Swensen AR e Bulterys M: Malignant bone tumors. Cancer Incidence and Survival Among Children and Adolescents: United States SEER Program 1975-1995. Bethesda, MD: Instituto Nacional do Cancro. 1999. http://seer.cancer.gov/ publications/childhood/bone.pdf. Acedido em 30 de setembro de 2013.

4.   Betz M, Dumont CE, Fuchs B e Exner GU: Distração fisária para preservação da articulação em tumores ósseos metafisários malignos em crianças. Clin Orthop Relat Res 470: 1749-1754, 2012.

5.   Abudu A, Grimer R, Tillman R e Carter S: O uso de próteses em pacientes esqueleticamente imaturos. Orthop Clin North Am 37: 75- 84, 2006.

6.   Campanacci L, Manfrini M, Colangeli M, Ali N e Mercuri M: Resultados a longo prazo em crianças com aloenxertos ósseos osteoarticulares maciços do joelho para osteossarcoma de grau elevado. J Pediatr Orthop 30: 919-927, 2010.

7.   Muscolo DL, Ayerza MA, Aponte-Tinao LA e Ranalletta M: Preservação epifisária parcial e reconstrução com aloenxertos intercalares em osteossarcoma metafisário de alto grau do joelho. J Bone Joint Surg Am 87 (1 Suppl 2): 226 236, 2005.

8.   Muscolo DL, Ayerza MA, Aponte-Tinao LA e Ranalletta M: Utilização de aloenxertos osteoarticulares distais do fémur na cirurgia de recuperação de membros. Técnica cirúrgica. J Bone Joint Surg Am 88 (1 Suppl 2): 305-321, 2006.

9.   Canadell J, Forriol F e Cara JA: Remoção de tumores ósseos metafisários com preservação da epífise. Distração da fise antes da excisão. J Bone Joint Surg Br 76: 127-132, 1994.

10.   Weitao Y, Qiqing C, Songtao G e Jiaqiang W: Operações de preservação da epífise

para o tratamento de tumores ósseos malignos dos membros inferiores. Eur J Surg Oncol 38: 1165 -1170, 2012.

11.	El-Gammal TA, El-Sayed A, Kotb MM, Saleh WR e Ragheb YF: Reconstrução da articulação do joelho após ressecção hemiarticular utilizando patela pediculada e enxerto fibular vascularizado. Microsurgery 30: 603-607, 2010.

12.	D'Adamo DR: Avaliação do papel atual da quimioterapia no tratamento do sarcoma. Semin Oncol 38 (Suppl 3): S19-S29, 2011.

13.	Enneking WF, Dunham W, Gebhardt MC, Malawar M e Pritchard DJ: Um sistema para a avaliação funcional de procedimentos reconstrutivos após tratamento cirúrgico de tumores do sistema músculo-esquelético. Clin Orthop Relat Res 241-246, 1993.

14.	Davis AM, Wright JG, Williams JI, Bombardier C, Griffin A e Bell RS: Desenvolvimento de uma medida da função física para doentes com sarcoma dos ossos e dos tecidos moles. Qual Life Res 5: 508-516, 1996.

15.	El Mesbahi O, Arifi S, Benbrahim Z, *et al:* Um caso raro de fibrossarcoma localmente avançado do úmero diafisário gerido com sucesso com procedimentos poupadores de membros após quimioterapia neoadjuvante. World J Surg Oncol 8: 77, 2010.

16.	San-Julian M, Aquerreta JD, Benito A e Canadell J: Indicações para a preservação epifisária em tumores ósseos malignos metafisários de crianças: relação entre métodos de imagem e achados histológicos. J Pediatr Orthop 19: 543-548, 1999.

17.	Bou Sleiman H, Ritacco LE, Aponte-Tinao L, Muscolo DL, Nolte LP e Reyes M: Seleção de aloenxertos para a ressecção de tumores transepifisários à volta do joelho utilizando o registo de superfícies tridimensional. Ann Biomed Eng 39: 1720-1727, 2011.

18.	Langlois V e Laville JM: Distração fisária para a discrepância do comprimento dos membros e deformidade angular. Rev Chir Orthop Reparatrice Appar Mot 91: 199-207, 2005 (em francês).

19.	De Bastiani G, Aldegheri R, Renzi Brivio L e Trivella G: Alongamento do membro por distração da placa epifisária. A comparison of two techniques in the rabbit. J Bone Joint Surg Br 68: 545-549, 1986.

20.   Pereira BP, Cavanagh SP e Pho RW: Taxa de crescimento longitudinal após distração lenta da fise. A placa de crescimento proximal da tíbia estudada em coelhos. Ata Orthop Scand 68: 262-268, 1997.

21.   Fang B, Yi C, Zhang H, *et al:* Preservação epifisária combinada e transferência de osso de auto-enxerto no tratamento de osteo-sarcoma infantil. Zhongguo Xiu Fu Chong Jian Wai Ke Za Zhi 27: 45-49, 2013 (em chinês).

22.   Aksnes LH, Bauer HC, Jebsen NL, et al: Limb-sparing surgery preserves more function than amputation: a Scandinavian sarcoma group study of 118 patients. J Bone Joint Surg Br 90: 786-794, 2008.

23.   Niimi R, Matsumine A, Hamaguchi T, Nakamura T, Uchida A e Sudo A: Cirurgia de recuperação de membros protésicos para tumores ósseos e de tecidos moles à volta do joelho. Oncol Rep 28: 1984-1990, 2012.

Investigação clínica preliminar sobre a distração epifisária no osteossarcoma em crianças

Antecedentes

A metáfise é o local predominante de tumores ósseos malignos em crianças. No passado, a epífise tinha de ser ressecada para obter uma excisão completa do tumor com margens claras quando a metáfise adjacente estava envolvida num tumor maligno. Isto resultava inevitavelmente numa discrepância do comprimento do membro ou na disfunção das articulações envolvidas [1-3]. Atualmente, a questão de saber se a epífise do osso portador de tumor pode ser preservada para que a função e a capacidade de crescimento da articulação envolvida possam ser preservadas tem sido um novo desafio para o clínico [4]. Esta investigação foi dedicada à distração epifisária por um fixador externo em crianças com osteossarcoma do fémur distal para preservar a epífise do fémur distal e a função da articulação do joelho. Foram também analisados factores como o controlo tumoral, complicações pós-operatórias, função articular do joelho e comprimento do membro.

Métodos

Dados gerais do doente

No período de julho de 2007 a maio de 2011, avaliámos 10 osteossarcomas do fémur distal de crianças que foram tratados com distração epifisária por fixador externo, associada a ressecção do tumor e reparação com um enxerto ósseo maciço para preservar a epífise. A idade média dos doentes (seis rapazes e quatro raparigas) era de 10,5 anos (variando entre 9 e 14 anos). Todos os pacientes dos estudos foram aprovados pelo comité de ética do hospital de tumores afiliado da Universidade de Zhengzhou e, por conseguinte, os estudos estavam de acordo com as normas éticas estabelecidas na Declaração de Helsínquia de 1964 e suas alterações posteriores.

Todos os doentes deram o seu consentimento informado antes da sua inclusão no estudo. O estudo foi aprovado pelo comité de revisão institucional do hospital de tumores afiliado da Universidade de Zhengzhou e foi obtido o consentimento informado por escrito de todos os tutores legais. Todos os doentes foram diagnosticados por biopsia antes e depois da cirurgia. A radiografia, a tomografia computorizada (TC) e a ressonância magnética (RM) foram efectuadas no pré-operatório para determinar a extensão e a classificação clínica do tumor. Foi efectuada uma cintigrafia óssea de corpo inteiro por tomografia computorizada de emissão (ECT) e uma TAC torácica para determinar a existência de metástases. Todos os tumores foram estadiados de acordo com o método de Enneking: IIA em seis casos e IIB em quatro casos. A extensão da invasão tumoral foi também classificada de acordo com o método de estadiamento por imagem de San Julian [5] e determinada como sendo do tipo I em cinco casos e do tipo II em cinco casos. Todos os doentes receberam quimioterapia neoadjuvante de acordo com o esquema COSS 86 [6]. Os efeitos da quimioterapia foram avaliados pelo método de Rosen [7].

Critérios de inclusão dos doentes

Os doentes tinham de preencher os seguintes critérios:

1) a fise do fémur distal envolvido foi aberta;

2) os tumores eram sensíveis à quimioterapia pré-operatória;

3) a localização da lesão foi classificada como tipo I ou tipo II de estadiamento por imagem utilizando o método de San-Julian [5] (Figura 1a, b);

4) Após duas semanas de quimioterapia neoadjuvante pré-operatória, os resultados laboratoriais, tais como análises sanguíneas de rotina, função hepática e renal, electrólitos séricos, função de coagulação sanguínea e exames acessórios, tais como electrocardiogramas, dos doentes eram normais;

5) não se registou qualquer infeção local (na posição de biópsia) ou geral nos doentes.

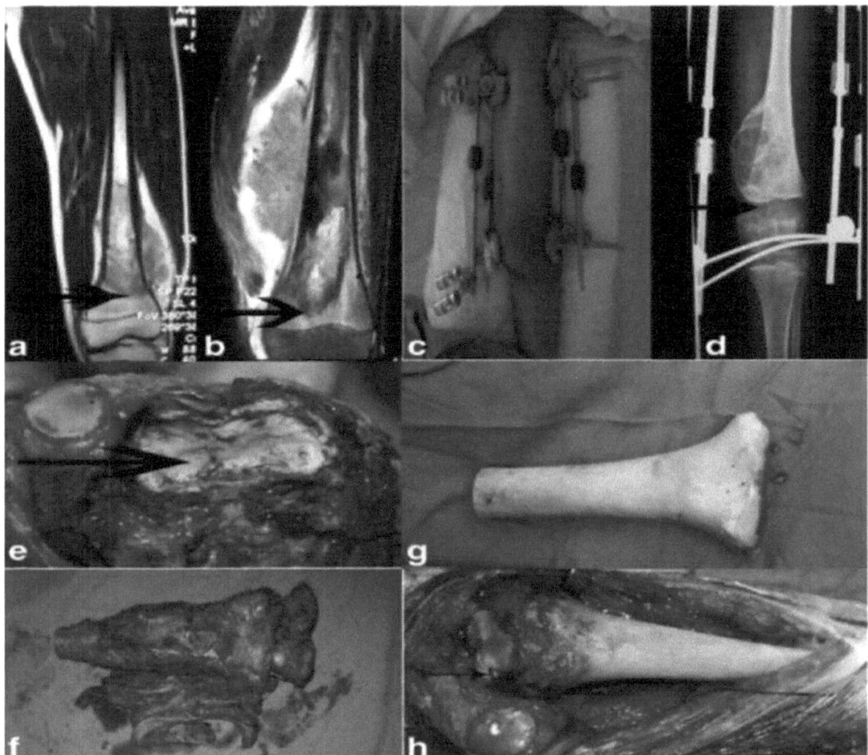

Figura 1 Distração da epífise antes da cirurgia e fixação entre a epífise e o osso aloenxertado durante a cirurgia. a) Tipo I de osteossarcoma do fémur distal (a ponta da seta mostra o espaço entre o osteossarcoma e a placa epifisária >2 cm). b) Tipo II de osteossarcoma do fémur distal (a ponta da seta mostra o espaço entre o osteossarcoma e a placa epifisária <2 cm). c) Vista macroscópica da distração da epífise por um fixador externo. d) Radiografia da distração da epífise através de um fixador externo (a ponta da seta mostra que a placa metafisária e a placa epifisária estavam completamente separadas). e) Aspeto da secção da epífise proximal (a ponta da seta indica que uma secção transversal da extremidade proximal da epífise tinha uma forma irregular de dente de serra). f) Aspeto do osso do tumor após a ressecção (o intervalo entre o nível da osteotomia e o bordo do tumor não era inferior a 5 cm).

A parte distal do osso de aloenxerto foi aparada para ficar consistente com a epífise proximal. h) Aspeto da alteração da fixação entre a epífise e o osso de aloenxerto (a ponta da seta mostra a fixação da cartilagem e do osso de aloenxerto por parafuso de osso esponjoso).

Dependemos da RM pré-operatória após quimioterapia neoadjuvante [8] para determinar o intervalo entre o tumor e a epífise distal do fémur. O exame patológico durante a operação foi utilizado para determinar se existia uma margem da área cirúrgica. Se a margem for positiva, a preservação da epífise distal do fémur deve ser abandonada e a epífise deve ser ressecada de imediato. Todas as margens cirúrgicas nesta investigação foram negativas durante a avaliação patológica intra-operatória e pós-operatória.

Método de funcionamento

Distração epifisária com fixador externo

A distração foi realizada de acordo com o método de Canadell [9] sob monitor reivindicado. Após quimioterapia pré-operatória, dois pinos de Steinman de 4 mm de diâmetro foram perfurados em paralelo através da parte anterior e posterior de 1/3 da secção sagital da epífise do fémur distal. Outros dois pinos foram perfurados em paralelo através da diáfise proximal do fémur a 8 cm de distância do bordo proximal do tumor. O intervalo entre os pinos do mesmo lado foi de 1 cm. Todos os pinos foram fixados por quatro hastes longitudinais e porcas de parafuso (Figura 1c). As hastes foram alongadas a uma taxa de 2 mm duas vezes por dia até se obter uma distração completa entre a epífise e a metáfise. Em geral, a distração foi obtida em cinco a sete dias e o osso alogénico foi preparado durante este período de tempo.

Critérios de avaliação da distração epifisária

Os critérios incluíam: Uma sensação duradoura de dor e uma sensação de lacrimejamento nos joelhos operados; o espaço entre a epífise e a metáfise do fémur distal estava aumentado, como pode ser percebido por palpação; o espaço não era inferior a 2 cm e a distração foi confirmada por radiografia [9] (Figura 1d).

Ressecção e reconstrução de tumores

Após a ressecção do tumor, o defeito ósseo foi reconstruído com osso de aloenxerto maciço e fixado com uma haste intramedular bloqueada. Em primeiro lugar, os pinos de Steinman e o fixador externo foram removidos após esterilização local, a lesão foi exposta e foi possível observar o intervalo entre a epífise e a metáfise do fémur distal: ambas as extremidades da epífise proximal e da metáfise distal tinham uma forma irregular em dente de serra (Figura 1e). A epífise foi isolada e a osteotomia do osso tumoral foi efectuada de acordo com o âmbito determinado no pré-operatório (o intervalo entre o nível da osteotomia e o bordo proximal do tumor não era inferior a 5 cm) (Figura 1f). Foi utilizado um segmento longo de aloenxerto ósseo esterilizado para reparar o defeito ósseo. A parte distal do osso do aloenxerto foi aparada de modo a ficar consistente com a forma da extremidade proximal da epífise (Figura 1g). Todo o osso do aloenxerto foi fixado com uma haste intramedular bloqueada, após a incisão de dois retalhos de cartilagem com cerca de 5 mm de diâmetro na superfície interna e externa da cartilagem epifisária, respetivamente. A cartilagem epifisária e o osso aloenxertado foram fixados verticalmente por quatro parafusos de osso esponjoso com 4 mm de diâmetro e as extremidades dos parafusos foram cobertas pelo retalho de cartilagem restaurado (Figura 1h). Foram transplantados ossos ilíacos autógenos em duas extremidades do osso aloenxertado para acelerar a cicatrização do osso.

Tratamento pós-operatório

O membro operado foi mantido na posição funcional com gesso durante seis semanas (Figura 2a,b), foi efectuado um treino funcional do quadricípete femoral no período inicial após a cirurgia e foram realizados exercícios para a articulação do joelho após a remoção do gesso. A sustentação parcial do membro operado sob a proteção de uma cinta foi encorajada oito semanas após a operação e a sustentação total do membro operado só foi efectuada depois de a consolidação óssea ter sido confirmada por radiografia.

Resultado do doente

Controlo do tumor

Foi avaliado se houve recidiva local ou metástase à distância do tumor após a operação.

Complicações e cicatrização óssea

Foi avaliada a cicatrização da incisão e do osso, bem como as complicações, como a infeção, a soltura ou rutura da fixação interna e a fratura do osso.

Função dos membros e estabilidade das articulações

A pontuação funcional do joelho operado foi avaliada de acordo com os critérios ISOLS [10].

Comprimento dos membros

O comprimento dos membros operados foi comparado com o dos membros contralaterais em cada exame após a cirurgia. O comprimento do membro no último exame foi analisado com o software estatístico SPSS12.0. O teste T foi adotado para os dados de medição em grupo, sendo P <0,05 considerado estatisticamente significativo.

Resultados

Controlo do tumor

Todos os 10 doentes foram seguidos durante 15 a aproximadamente 56 meses, com uma média de 38,5 meses. Não se registou recidiva local em nenhum doente; um doente morreu de metástases pulmonares dois anos após a cirurgia.

Complicações e cicatrização óssea

Um doente sofreu de infeção local e exsudação da ferida, mas o estado melhorou após tratamento anti-inflamatório. Não se verificou afrouxamento ou rutura da fixação interna ou fratura do osso. As imagens de raios X mostraram uma cicatrização completa entre a epífise e o osso aloenxertado seis meses após a cirurgia. Existia calo entre o osso do aloenxerto e o fémur proximal (Figura 2c,d). Um ano após a cirurgia, verificou-se uma cicatrização completa da epífise e do osso do aloenxerto e um calo considerável entre o osso do aloenxerto e o fémur proximal (Figura 2e,f). Após a remoção do parafuso vertical fixo, dois anos após a cirurgia, verificou-se uma cicatrização completa da epífise e do osso do aloenxerto e um calo considerável entre o osso do aloenxerto e o fémur proximal após a remoção do parafuso de bloqueio proximal (Figura 2g,h).

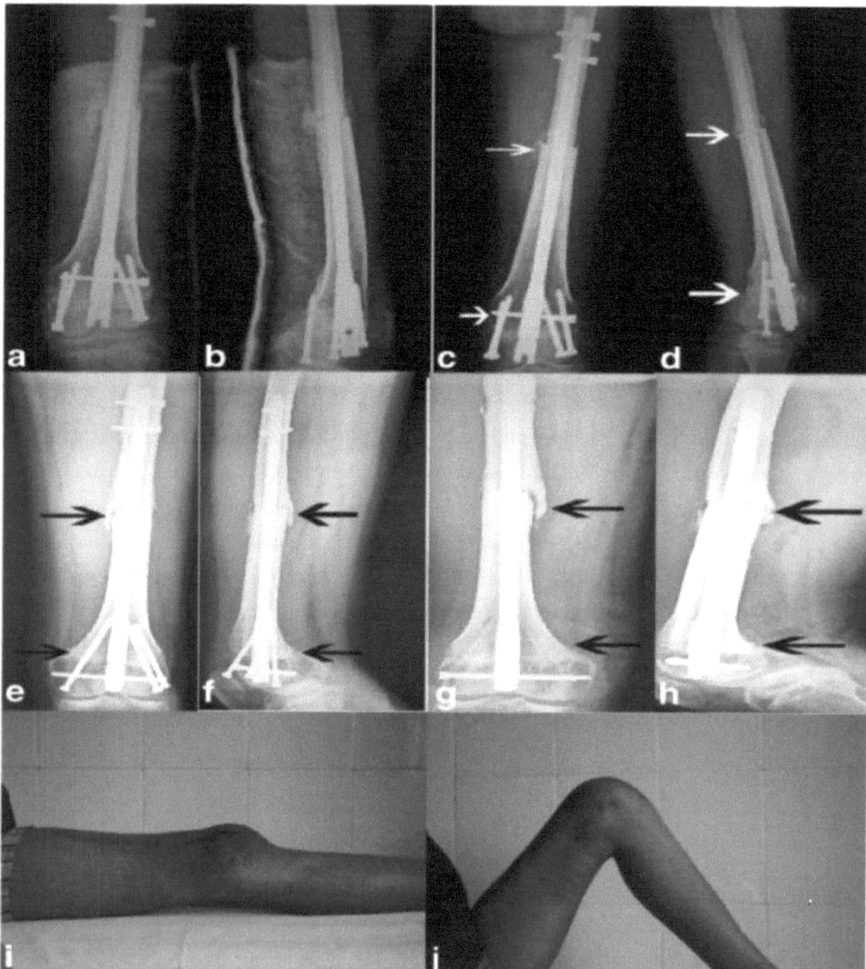

Figura 2 Cicatrização do osso e movimento da articulação do joelho após a cirurgia. a,b) Aspeto radiográfico duas semanas após a operação (o membro operado foi fixado externamente na posição funcional com gesso). c,d) Aspeto radiográfico seis meses após a operação (a ponta da seta mostra a cicatrização completa do espaço entre a epífise e o osso do aloenxerto; houve uma formação considerável de calo no espaço entre o osso do aloenxerto e o fémur proximal). e,f) Aspeto radiográfico um ano após a operação (a ponta da seta mostra a cicatrização completa da epífise e do osso do aloenxerto; houve uma formação considerável de calo no espaço entre o osso do aloenxerto e o fémur proximal). g,h) Aspeto da radiografia dois anos após a operação (a ponta da seta mostra a cicatrização completa da epífise e do osso do aloenxerto; houve uma formação considerável de calo no espaço entre o osso do aloenxerto e o fémur proximal após a remoção do parafuso de bloqueio proximal). i,j) A amplitude de movimento da articulação do joelho três anos após a operação.

Função dos membros e estabilidade das articulações

De acordo com os critérios de avaliação do ISOLS (Figura 2i,j), houve cinco casos de excelente, quatro casos de bom, um caso de regular, nenhum caso de má função do membro e estabilidade articular. A taxa de excelente e bom foi de 90,0% (Tabela 1).

Comprimento dos membros

No último acompanhamento, seis pacientes tinham de 1 a aproximadamente 2 cm a menos no membro operado do que no membro inferior contralateral, e quatro pacientes tinham de 2 a aproximadamente 5 cm a menos no membro operado do que no membro inferior contralateral. Não houve significância estatística para o comprimento do membro inferior bilateral no último seguimento (Tabela 2).

Tabela 1. Avaliação funcional após a operação

Case	Pain	Function	Psychological	Aided appliance	Walking	Gait	Score
1	5	4	3	4	4	4	24*
2	4	5	4	5	5	5	28*
3	3	4	3	4	4	3	21
4	4	4	4	4	4	4	24*
5	4	2	2	3	3	2	16⁺
6	2	3	3	4	3	3	18
7	4	4	2	3	3	4	20
8	4	4	3	4	4	5	24*
9	3	3	4	4	3	2	19
10	4	5	4	4	3	4	24*

Discussão

O fémur distal é o principal centro de crescimento do membro inferior [11] e a sua epífise é um fator importante no comprimento do membro das crianças. Com a ajuda de uma quimioterapia neo-adjuvante eficaz antes da operação, o efeito da cirurgia de salvamento do membro para o tumor ósseo maligno foi obviamente melhorado [12,13]. Embora o osso tumoral possa ser completamente ressecado por osteotomia da epífise não fechada em pacientes que são crianças, a lesão da epífise tem inevitavelmente um efeito negativo no crescimento do membro [3]. Esta investigação tentou preservar a epífise do fémur distal que foi distraído por fixação externa, de modo a preservar a função da articulação do joelho e o comprimento do membro inferior.

A capacidade de tração da placa epifisária é determinada pelas fibras de colagénio que se tornam finas ao serem comprimidas pelos condrócitos durante o desenvolvimento, pelo que esta área é a parte mais fraca da placa epifisária. A localização dos locais de punção é um fator importante para o resultado da distração epifisária, porque há um efeito negativo no crescimento epifisário quando os pinos de Steinman são perfurados através da camada germinal, mas não há danos no crescimento epifisário quando os pinos de Steinman são perfurados através da camada de mastócitos [14]. O princípio da distração epifisária consiste em separar a epífise da metáfise através da força sobre a camada de mastócitos. A distração por um fixador externo pode efetuar uma separação completa da metáfise e evitar a lesão da sua camada germinativa por força de cisalhamento ou torção [15].

Tabela 2. Comprimento dos membros bilaterais aquando do último exame (cm)

Group	Cases	Limb length (cm)
Normal limb	10	68.35 ± 3.54
Operated limb	10	65.62 ± 3.67
T		1.6815
P		0.0550

O primeiro objetivo da cirurgia de tumores é obter uma ressecção completa do tumor, mas as complicações tornam-se inevitáveis quando a ressecção é conservadora para preservar a epífise, pelo que as indicações para a distração epifisária devem ser adequadamente selecionadas. Canadell [9] considera que as indicações para a distração epifisária devem incluir o seguinte 1) o tumor deve estar situado na região metafisária; 2) a cartilagem da fise deve estar aberta; e 3) o tumor não deve transgredir a fise e deve ser confirmado por radiografia, arteriografia, TC ou RM no pré-operatório e exame histológico no intra-operatório. Atualmente, a RM é considerada superior à radiografia e à TC na determinação do grau de invasão dos tumores malignos dos membros [16,17].

De acordo com o método de estadiamento por imagem de San-Julian [5], a invasão do sarcoma na metáfise das crianças divide-se em três tipos: tipo I, a distância entre a lesão e a placa epifisária é superior a 2 cm; tipo II, a distância entre a lesão e a placa epifisária é inferior a 2 cm ou são adjacentes uma à outra; e tipo III, a lesão invadiu parcialmente a epífise. Embora a placa de crescimento da cartilagem possa impedir a difusão do tumor, as suas barreiras não são de modo algum intransponíveis. A maioria dos especialistas considera que uma margem cirúrgica segura para o tumor é de 5 cm fora da lesão [9], mas outros especialistas consideram que a epífise pode ser preservada quando a distância entre ela e a lesão é inferior a 1 cm, mas não invadida pela lesão [18]. Para garantir uma margem de segurança nesta investigação, o estadiamento San-Julian tipo I foi tratado como uma indicação absoluta para a distração epifisária e o estadiamento San-Julian tipo II foi tratado como uma indicação relativa para a distração epifisária, mas o tipo III foi uma contraindicação para a distração epifisária. De acordo com esse princípio, não houve recidiva local do tumor após a cirurgia, indicando que a técnica é segura quando baseada em indicação estrita.

Atualmente, existem muitos métodos de salvamento do membro que preservam a epífise no tumor ósseo maligno, como a osteotomia epifisária e a reconstrução com osso alogénico [19] ou osso tumoral autólogo desvitalizado [20], transplante autólogo de epífise [21]. Devido a complicações excessivas e fontes limitadas, a aplicação da epífise autóloga é limitada. Embora a osteotomia epifisária tenha um resultado relativamente satisfatório [20], a camada germinativa da epífise é danificada pela osteotomia porque a secção da osteotomia é complanar mas a interface entre a epífise e a metáfise é dentada. Como resultado, o crescimento da epífise e a função dos membros são prejudicados pela osteotomia epifisária [21]. Quando reconstruída com osso tumoral autólogo desvitalizado, a quebra da carapaça óssea necrótica causada pelos parafusos aumenta a possibilidade de recidiva do tumor, pelo que são necessárias mais observações sobre a segurança e o efeito desta técnica.

A tecnologia de distração epifisária durante o alongamento ósseo provou ser eficaz e Canadell [24] aplicou um fixador externo unilateral para preservar a epífise do osso tumoral. Para evitar o stress desigual causado pela utilização de um fixador externo unilateral, utilizámos um fixador externo bilateral para equilibrar a força e separar a epífise da metáfise de forma completa e eficaz. Depois de ser reconstruída com osso alogénico e fixada com pregos intramedulares bloqueados, a estabilidade da epífise e a continuidade do crescimento ósseo foram mantidas. Seis meses após a operação, a radiografia mostrou que as lacunas em ambas as extremidades do osso alogénico estavam a cicatrizar completamente. Dois anos após a operação, a radiografia mostrou que o espaço entre a epífise e o osso alogénico estava bem cicatrizado após a remoção do parafuso de retardamento. Isto significa que o fornecimento de sangue e a capacidade de crescimento do fémur distal tinham sido bem preservados. Ao mesmo tempo, o ponto de fixação dos ligamentos cruzados e dos ligamentos colaterais no fémur distal foi preservado, de modo a evitar complicações, como a rutura ou contração dos ligamentos após a reconstrução, e a manter uma melhor função da articulação do joelho.

A investigação tinha demonstrado que havia uma inibição parcial do crescimento na placa de crescimento epifisário após a lesão [22], acompanhada pelo encerramento da placa epifisária e pela formação de uma ponte óssea que influenciam seriamente o crescimento do membro [23]. Todos os doentes deste estudo apresentaram graus variáveis de encurtamento do membro, demonstrando que o crescimento da placa epifisária foi afetado pela lesão causada pela distração. Em seis doentes, o membro operado era 1 a cerca de 2 cm mais curto do que o membro inferior contralateral, mas este facto não teve qualquer efeito apreciável na marcha ou no crescimento da coluna vertebral. No entanto, quatro doentes com idade inferior a 10 anos eram 2 a cerca de 5 cm mais curtos no membro operado do que no membro inferior contralateral. Este facto deve-se provavelmente à idade mais jovem dos doentes e ao facto de se esperar que o comprimento dos membros operados atinja o comprimento normal, pelo que a ligeira lesão da placa epifisária causou provavelmente um grande encurtamento dos membros operados. O osso de aloenxerto criopreservado tem uma histocompatibilidade favorável e atividade indutora de osso, antigenicidade fraca e forte potencial osteogénico, o que o torna eficaz na reconstrução de defeitos ósseos após a ressecção de tumores [21]; incorpora-se facilmente no osso do hospedeiro. Ao mesmo tempo, a epífise e o osso maciço do aloenxerto que é fixado pelos parafusos proporcionam uma melhor estabilidade para a cicatrização óssea [19]. Nesta investigação, a radiografia não mostrou qualquer afrouxamento depois de a epífise ter sido fixada com um osso de aloenxerto maciço através de um parafuso de retração vertical. Devido à capacidade de reparação da cartilagem das crianças [24], não se registaram efeitos adversos na função articular após a restauração do retalho de cartilagem.

As complicações da distração epifisária incluem infeção, afrouxamento da fixação interna, não união ou união tardia do osso, rejeição e lesão nervosa [9,25]. Apenas um doente nesta investigação sofreu de má cicatrização da incisão, infeção local e exsudação da ferida devido à rejeição do aloenxerto ósseo, mas a condição melhorou após o tratamento anti-inflamatório. Isto indica que a tecnologia de distração epifisária é segura.

Conclusões

Nesta investigação, preservámos a epífise não invadida pelo tumor através da distração por um fixador externo, de modo a preservar não só a integridade da cápsula articular e do ligamento, mas também a função de crescimento do membro. Ao mesmo tempo, esta técnica evitou não só a lesão da epífise por osteotomia, mas também complicações pós-operatórias, como a contração ou rutura de ligamentos e a anquilose da articulação do joelho. A tecnologia de preservação da epífise distal do fémur através da distração epifisária por um fixador externo no osteossarcoma infantil pode ser um método adequado para a recuperação do membro com melhor função articular. No entanto, as indicações para esta tecnologia devem incluir uma placa epifisária aberta e não envolvida e uma quimioterapia neoadjuvante eficaz antes da operação. Tendo em conta as limitações, como o número reduzido de casos, o período mais curto de acompanhamento e a avaliação do membro, é necessário efetuar mais observações sobre o efeito desta tecnologia.

Agradecimentos

Queremos agradecer a todos os doentes e às suas famílias que tão amavelmente participaram no estudo, bem como às enfermeiras do departamento de ortopedia pela sua assistência no tratamento dos doentes. Estamos gratos aos técnicos e ao pessoal do centro de imagiologia médica.

Referências

1. Li S, Siegal GP: Tumores de pequenas células do osso. Adv Anat Pathol 2010, 17:1-11.

2. Watanabe K, Tsuchiya H, Yamamoto N, Shirai T, Nishida H, Hayashi K, Takeuchi A, Matsubara H, Nomura I: Mais de 10 anos de acompanhamento do resultado funcional em pacientes com tumores ósseos reconstruídos com osteogénese de distração. J Orthop Sci 2013, 18:101-109.

3. Yoshida Y, Osaka S, Tokuhashi Y: Análise da função do membro após vários métodos de reconstrução de acordo com a localização do tumor após a ressecção de tumores ósseos malignos pediátricos. World J Surg Oncol 2010, 19:39-45.

4. Gaston CL, Tillman RM, Grimer RJ: Paragem do crescimento da fise femoral distal secundária a uma substituição endoprostética proximal do fémur cimentada. J Bone Joint Surg Br 2011, 93:708-710.

5. San-Julian M, Dolz R, Garcia-Barrecheguren E, Noain E, Sierrasesumaga L, Canadell J: Recuperação de membros em sarcomas ósseos em pacientes com menos de 10 anos de idade: uma experiência de 20 anos. J Pediatr Orthop 2003, 23:753-762.

6. Daecke W, Bielack S, Martini AK, Ewerbeck V, Jurgens H, Kotz R, Winkelmann W, Kabisch H, Kevric M, Bernd L: Osteossarcoma da mão e do antebraço: experiência do Cooperative Osteosarcoma Study Group. Ann Surg Oncol 2005, 12:322-331.

7. Rainusso N, Brawley VS, Ghazi A, Hicks MJ, Gottschalk S, Rosen JM, Ahmed NHicks MJ, Gottschalk S, Rosen JM, Ahmed N: A imunoterapia que visa HER2 com células T geneticamente modificadas elimina as células iniciadoras de tumor no osteossarcoma. Cancer Gene Ther 2012, 19:212-217.

8. Cho HS, Oh JH, Han I, Kim HS: Cirurgia de salvamento de membros com preservação das articulações sob orientação de navegação. J Surg Oncol 2009, 100:227-232.

9. Canadell J, Forriol F, Cara JA: Remoção de tumores ósseos metafisários com preservação da epífise. Distração da fise antes da excisão. J Bone Joint Surg Br 1994, 76:127-132.

10. Mavrogenis AF, Mitsiokapa EA, Sakellariou VI, Tzanos G, Papagelopoulos PJ: Resultados funcionais e radiográficos após cirurgia de salvamento de membros com tumor utilizando megapróteses STANMORE. J BUON 2011, 16:353-360.

11. Basener CJ, Mehlman CT, DiPasquale TG: Distúrbios do crescimento após fracturas da placa de crescimento femoral distal em crianças: uma meta-análise. J Orthop Trauma 2009, 23:663-667.

12. Yu XC, Xu M, Song RX, Xu SF: Ressecção marginal para osteossarcoma com quimioterapia pré-operatória eficaz. Orthop Surg 2009, 1:196-202.

13. Ferrari S, Ruggieri P, Cefalo G, Tamburini A, Capanna R, Fagioli F, Comandone A, Bertulli R, Bisogno G, Palmerini E, Alberghini M, Parafioriti A, Linari A, Picci P, Bacci G: Quimioterapia neoadjuvante com metotrexato, cisplatina e doxorrubicina com ou sem ifosfamida em osteossarcoma não-metastático da extremidade: um ensaio do grupo italiano de sarcoma ISG/OS-1. J Clin Oncol 2012, 30:2112-2118.

14. Song SH, Kim SE, Agashe MV, Lee H, Refai MA, Park YE, Choi HJ, Park JH, Song HR: Perturbação do crescimento após o alongamento do membro inferior e avaliação quantitativa do fecho da fise em pacientes esqueleticamente imaturos com acondroplasia. J Bone Joint Surg Br 2012, 94:556-563.

15. Scott RT, Kissel C, Miller A: Correção da doença do suporte epifisário longitudinal com fixação externa: relato de um caso com um período de acompanhamento de 6 anos. J Foot Ankle Surg 2011, 50:714-717.

16. Kaste SC: Imagiologia de sarcomas ósseos pediátricos. Radiol Clin North Am 2011, 49:749-765.

17. Masrouha KZ, Musallam KM, Samra AB, Tawil A, Haidar R, Chakhachiro Z, Saghieh S, Abdallah A, Saab R, Muwakkit S, Abboud MR, Khoury NJ: Correlação da intensidade do sinal de RM anormal não semelhante a massa com achados patológicos em torno do osteossarcoma pediátrico e do sarcoma de Ewing. Skeletal Radiol 2012, 41:1453-1461.

18. Jesus-Garcia R, Seixas MT, Costa SR, Petrilli AS, Laredo FJ: Envolvimento da placa epifisária no osteossarcoma. Clin Orthop Relat Res 2000, 373:32-38.

19. Yu XC, Xu M, Xu SF, Song RX: Resultados a longo prazo da preservação epifisária e reconstrução com osso inactivado para osteossarcoma distal do fémur em crianças. Orthop Surg 2012, 4:21-27.

20. Sales de Gauzy J, Accadbled F, Gomez Brouchet A, Abid A: Relato de caso: estudo histológico de um transplante epifisário humano 3 anos após a implantação. Clin Orthop

Relat Res 2009, 467:1915-1920.

21.   Avila G, Neiva R, Misch CE, Galindo-Moreno P, Benavides E, Rudek I, Wang HL: Resultados clínicos e histológicos após a utilização de um novo aloenxerto para aumento do seio maxilar: uma série de casos. Implant Dent 2010, 19:330-341.

22.   Ruette P, Lammens J: Alongamento do úmero por osteogénese de distração: um procedimento seguro? Ata Orthop Belg 2013, 79:636-642.

23.   Davis DL, Chen L, Young ST: Avaliação de epífises no joelho esqueleticamente imaturo utilizando imagens de ressonância magnética: um estudo piloto para analisar parâmetros para a reconstrução do ligamento cruzado anterior. Am J Sports Med 2013, 41:1579-1585.

24.   Lubis AM, Lubis VK: Células estaminais adultas da medula óssea na terapia da cartilagem. Ata Med Indones 2012, 44:62-68.

25.   Tsuchiya H, Tomita K, Mori Y, Asada N, Yamamoto N: Excisão marginal para osteossarcoma com quimioterapia assistida por cafeína. Clin Orthop Relat Res 1999, 358:27-35.

Operações de preservação da epífise para o tratamento de tumores ósseos malignos dos membros inferiores

Introdução

Os sarcomas ósseos constituem os tumores ósseos malignos primários mais comuns e ocorrem geralmente nas duas primeiras décadas de vida.[1] A taxa de incidência é de aproximadamente 10% de todas as neoplasias malignas em crianças em crescimento. Os locais mais frequentemente afectados são as áreas metafisárias à volta do joelho.[2]

As taxas de sobrevivência para as pessoas com sarcomas ósseos aumentaram de 20% para 60% - 80%, uma vez que as melhorias na quimioterapia adjuvante, na radiologia e na nossa compreensão da biologia e estadiamento do tumor resultaram num maior controlo local e sistémico do tumor.[3] Atualmente, os cirurgiões podem evitar amputações em 80%-90% dos casos, selecionando uma variedade de procedimentos para salvar os membros, incluindo próteses tumorais e reconstruções biológicas,[4] que se podem adaptar às exigências funcionais a longo prazo dos doentes jovens.

Em doentes com cancro, em particular, as decisões sobre os procedimentos de reconstrução têm de ser individualizadas.[568] Muitos factores, como a idade, a presença de tumores secundários, a tolerância à quimioterapia e o contexto socioeconómico, influenciam a decisão quanto aos métodos de construção a considerar; no entanto, os factores mais importantes continuam a ser o estádio e a localização do tumor.[5] Como a maioria dos tumores se localiza no fémur distal e na tíbia proximal, a prótese tumoral é o método de reconstrução mais utilizado para preservar a função motora.[6,8] As megapróteses podem oferecer um bom resultado funcional inicial, mas estão associadas a taxas de insucesso até 58% ao fim de 10 anos, particularmente em doentes mais jovens.[8] Nestes casos, os aloenxertos osteoarticulares e os autoenxertos replantados são uma alternativa razoável. Embora a função inicial seja inferior à da reconstrução com uma prótese, estão associados a baixas taxas de insucesso e a uma função articular razoável a longo prazo.[9]

Tanto a excisão do tumor como a substituição protésica resultam numa discrepância considerável no comprimento da perna em crianças em crescimento, uma vez que a epífise em crescimento é sacrificada.[10] Consequentemente, algumas crianças são submetidas a aloenxerto intercalar vs. rotaçãoplastia vs. substituição femoral distal expansível ou outros procedimentos reconstrutivos "mutilantes".[8] Numa tentativa de evitar a perda da função da perna e o trauma psicológico que a acompanha, neste estudo utilizámos a distração fisária ou a ressecção transepifisária antes da remoção do tumor. Resumidamente, foi realizada a ressecção do tumor ósseo em bloco, com preservação das porções articulares da epífise femoral distal e tibial proximal. Posteriormente, substituímos o defeito com aloenxertos e autoenxertos.

Materiais e métodos

Informações gerais

Entre janeiro de 2007 e janeiro de 2011, operámos 15 doentes com tumores ósseos malignos primários no membro inferior, à volta da articulação do joelho (10 no fémur distal e 5 na tíbia proximal), utilizando operações de preservação da epífise. Seis destes casos envolveram distração da fise antes da ressecção do tumor. Os restantes nove doentes foram submetidos a ressecção transepifisária do tumor. A população de pacientes era composta por sete homens e oito mulheres, com idade média de 11,75 anos (variação de 7-24). O diagnóstico histológico foi de osteossarcoma em dez pacientes, sarcoma de Ewing em três e fibrossarcoma em dois. A quimioterapia neoadjuvante foi administrada antes da cirurgia durante dois ciclos, de acordo com as diretrizes da National Comprehensive Cancer Center Network (NCCN).[11] O protocolo incluiu doses elevadas de metotrexato (8-12 g/m^2), adriamicina (60-90 g/m^2), ifosfamida (2 g/m^2) e cisplatina (120 mg/m^2) para osteossarcomas e predominantemente adriamicina e ifosfamida para sarcomas de Ewing e fibrossarcomas.

Cirurgia

Indicações para a cirurgia

- O exame histológico através de uma biopsia aberta ou por agulha grossa confirmou a presença de um sarcoma ósseo primário.

- O tumor estava situado na região metafisária.

- A cartilagem da fise estava intacta.

- O tumor não transgrediu a fise, e 5 mm de osso normal acima da fise ou 3 cm acima da epífise foram preservados na secção sagital da RM realizada antes da cirurgia e da quimioterapia (Figs. 1a e 2b).

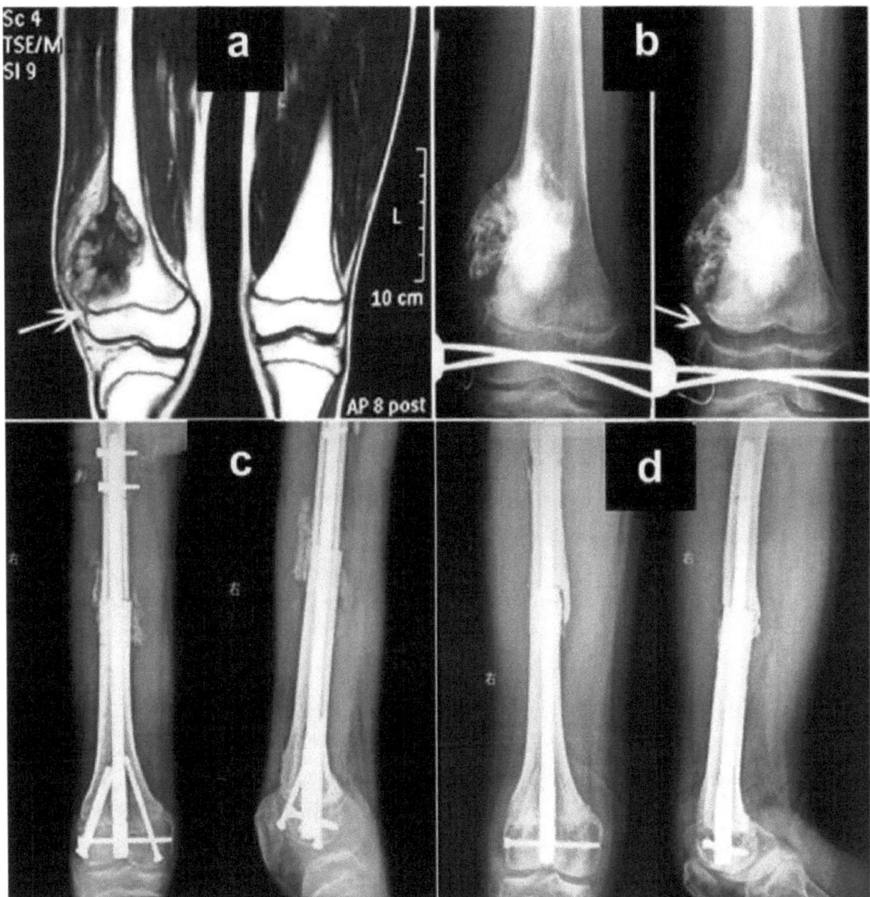

Figura 1. Distração da fise e construção de osso de aloenxerto num doente de 13 anos. a. RMN sagital mostrando uma distância superior a 5 mm entre o tumor e a fise. A seta indica a fise. b. Durante e após a distração da fise. A distração foi concebida para ocorrer através da placa de crescimento. A seta mostra a fise distraída. c. Construção de osso de aloenxerto do defeito fixado com prego IM interligado e parafusos de retardamento. d. Trinta meses após a cirurgia, parafusos parcialmente removidos. Cicatrização óssea na junção proximal, mas união retardada na parte distal, sem sinais clínicos.
sintomas.

Técnica cirúrgica

Distração fisária antes da cirurgia. Esta técnica pode ser efectuada enquanto o doente completa o curso de quimioterapia neoadjuvante, duas semanas antes da cirurgia. Foram inseridos dois pinos na epífise e outros dois na diáfise 8-10 cm para além do tumor. Foi colocado um fixador externo com uma peça em forma de C para os pinos epifisários. A distração foi iniciada no bloco operatório e prosseguiu a um ritmo de 1-2 mm/dia até à separação da fise da epífise, através de exames radiográficos (Fig. 1b). O tempo médio de distração foi de 12 dias. Os pinos fixos foram desinfectados e removidos antes da cirurgia.

Ressecção transepifisária

Isto implicou a ressecção da metáfise a partir da fise com uma margem ampla, de acordo com a RM, para a ressecção do tumor em bloco.

Exame das margens cirúrgicas

O tumor ressecado foi enviado imediatamente para exame histológico. Se fossem encontradas células tumorais no bordo da ressecção da fise, a epífise era excisada e o membro era reconstruído por outros meios (prótese ou artrodese). Um doente com distração da fiseal foi excluído devido a este critério.

Reconstrução biológica com compósitos de aloenxerto e autoenxerto

Todos os ossos de aloenxertos estruturais foram obtidos de acordo com o protocolo da Associação Chinesa de Bancos de Tecidos e obtidos do banco de ossos. O osso foi colhido em condições estéreis e congelado a 70° C. O osso foi descongelado à temperatura ambiente. O osso do aloenxerto foi então utilizado para preencher o defeito e fixado com uma placa e parafusos, ou com pregos intramedulares interbloqueados anterógrados/retrogrados. A epífise foi fixada com osso de aloenxerto através de parafusos de retração de osso esponjoso (Figs. 1c e 2c). Foram colocados auto-enxertos do osso ilíaco ou do perónio à volta da superfície de todas as junções de osso hospedeiro-alo-enxerto.

Gestão pós-operatória

No pós-operatório, todos os pacientes receberam antibióticos intravenosos com ciprofloxacina padrão até que todos os drenos e cateteres fossem removidos. Foi permitida a mobilização precoce de todos os doentes utilizando uma cinta de proteção durante a primeira semana. Após 2-3 semanas de cicatrização da ferida, os doentes entraram num programa de reabilitação que enfatizava a extensão e a flexão activas. O suporte de peso foi restringido até haver evidência radiográfica de cicatrização na junção entre o aloenxerto e o osso do hospedeiro. Todos os doentes receberam quatro a seis ciclos de quimioterapia intravenosa após a cirurgia, dependendo da resposta à quimioterapia neoadjuvante.

Acompanhamento e análise dos resultados

No pós-operatório, todos os doentes foram seguidos mensalmente durante os primeiros 3 meses, depois 3 vezes por mês durante 2 anos, 6 vezes por mês durante os 3-4 anos e, posteriormente, anualmente. Em cada visita, foram tiradas radiografias do tórax e da zona local e o doente foi examinado. Foi utilizado um exame de RMN para avaliar o colapso do tumor local aos 12-48 meses em doentes selecionados. O resultado oncológico e as complicações, como a cicatrização tardia da ferida, a união óssea tardia (>12 meses com pouca formação de osso novo, no pós-operatório) ou a não união (>1 ano sem formação de osso novo, no pós-operatório) foram registados prospectivamente. O insucesso da reconstrução foi definido como a necessidade de remoção da construção original. Todos os doentes foram também avaliados prospectivamente quanto ao resultado funcional utilizando o sistema de classificação da Musculoskeletal Tumor Society (MSTS)[12] e a Toronto extremity salvage score (TESS), que era um questionário em papel.[13] A pontuação MSTS revista atribui valores numéricos de 0 a 5 a seis categorias, incluindo dor, função e aceitação emocional. A pontuação TESS varia de 0 a 100. A amplitude de movimento (ADM) de ambas as articulações do joelho foi registada para comparação. A discrepância no comprimento do membro foi medida e registada. Todos os doentes vivos tiveram um mínimo de 12 meses e um máximo de 4 anos de seguimento. Nenhum doente foi perdido no seguimento.

Análise estatística

Todos os conjuntos de dados foram recolhidos e introduzidos numa folha de cálculo codificada. A análise estatística foi efectuada com o software SPSS v11.5 (SPSS, Chicago, IL). As variáveis demográficas e de tratamento para ambas as articulações do joelho foram comparadas utilizando o teste t de amostras emparelhadas, comparando as médias das variáveis contínuas. Um valor de p 0,05 indicou significância estatística.

Resultados

Um paciente com osteossarcoma teve metástases pulmonares diagnosticadas aos 27 meses e morreu 32 meses após a cirurgia. Os outros 14 doentes sobreviveram ao período de seguimento. O seguimento médio dos sobreviventes foi de 29,07 meses (intervalo, 12-48).

Resultados oncológicos

O exame patológico confirmou osteossarcoma esclerótico em seis doentes, osteossarcomas osteolíticos em três, osteossarcoma de padrão misto em dois, sarcoma de Ewing em três e fibrossarcomas em dois. Todos os tumores eram de alto grau, estádio II A-

II B, de acordo com a classificação MSTS.

Cirurgia, complicações e tratamento

A cirurgia foi efectuada sob anestesia geral e durou aproximadamente 2,47 horas (intervalo, 1,5-4). A perda média de sangue foi de 733 ml (variação, 300-1500). O comprimento médio do osso aloenxertado foi de 14,93 cm (variação, 10-20).

As complicações cirúrgicas incluíram as seguintes: discrepância de comprimento entre as duas pernas de 1e3 cm em quatro doentes (26,67%) e >3 cm num doente (6,67%); união tardia na junção metafisária osso aloenxerto-autoenxerto em dois doentes (13,33%) e na junção diafisária em 13 doentes (86,67%) (Figs. 1d e 2d); não união na junção metafisária em um paciente (6,67%) e na junção diafisária em cinco pacientes (33,33%); rejeição óssea do enxerto em dois pacientes (13,33%); infeção superficial em um paciente (6,67%); e quebra de fixação e reabsorção óssea parcial do enxerto em um paciente (6,67%). Não houve recidiva ou metástase durante o seguimento (Tabela 1).

Entre 12 e 24 meses após a cirurgia, os parafusos bloqueados distais dos dispositivos intramedulares foram removidos para compressão do gap aloenxerto-hospedeiro (Fig. 2d). Aos dois anos, dois doentes foram submetidos a implantes intercalares adicionais, numa tentativa de alcançar a osseointegração da junção. Entre os 24 e os 36 meses, cinco doentes com não-união na junção diafisária e um com não-união na junção metafisária foram tratados com osso ilíaco autólogo. A união óssea na junção metafisária foi alcançada aos 9,00 meses (intervalo, 6-18), e aos 38,40 meses (intervalo, 3048) na junção diafisária. A rejeição do enxerto ósseo e as infecções superficiais foram tratadas com mudanças de penso. Um doente necessitou de cirurgia para substituir uma fixação partida e para posicionar uma haste intramedular de grande diâmetro.

Tabela 1. Complicações da operação de preservação da epífise em 15 pacientes.

Complications	n	Value (%)
Limb length discrepancy		
<1 cm	10	(66.67)
1-3 cm	4	(26.67)
>3 cm	1	(6.67)
Delayed union		
Metaphyseal junction	2	(13.33)
Diaphyseal junction	13	(86.67)
Non-union		
Metaphyseal junction	1	(6.67)
Diaphyseal junction	5	(33.33)
Graft bone rejection	2	(13.33)
Superficial infection	1	(6.67)
Broken fixation and graft bone resorption	1	(6.67)

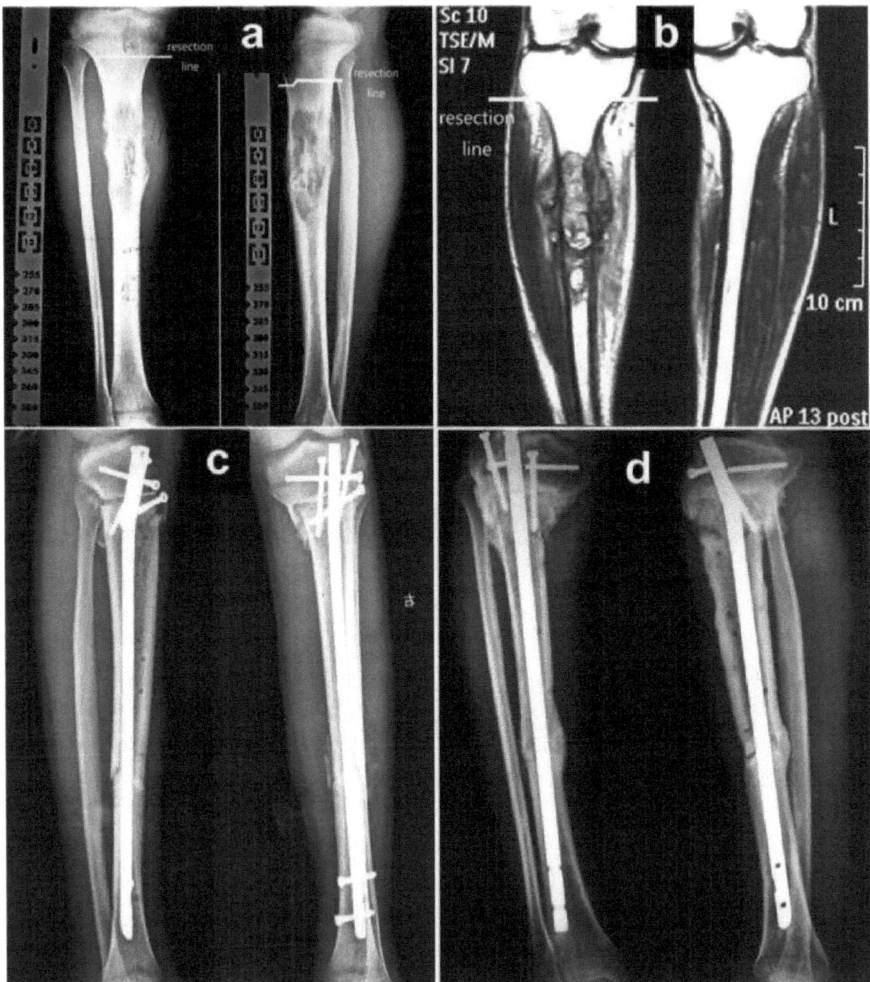

Figura 2. Ressecção transepifisária e construção de enxerto ósseo em. a. Paciente do sexo masculino, 18 anos. a. Radiografia anterior e lateral mostrando lise óssea na metáfise e diáfise. A linha de ressecção foi medida e desenhada antes da cirurgia. b. Ressonância magnética sagital mostrando uma distância superior a 3 cm entre o tumor e a epífise da tíbia proximal direita. c. Construção óssea de aloenxerto do defeito, fixada com prego IM interligado e parafusos de retardamento. d. 42 meses após a cirurgia, os parafusos caudais interligados sc foram removidos. No entanto, ocorreu uma fixação quebrada e reabsorção parcial do osso do enxerto na junção metafisária, o que exige a substituição da haste intramedular e o reimplante ósseo.

Amplitude de movimento da articulação do joelho no pós-operatório

A flexão da articulação do joelho operado atingiu 128,67 (variação, 110-145) e a extensão 1,80 (variação, 0-5) em 14 doentes, entre 6 e 48 meses, enquanto as articulações do joelho saudável atingiram 130,33 (variação, 115-145) em flexão e 1,26 (variação, 0-5) em extensão. Todos os doentes conseguiram andar com muletas 6-24 meses após a operação. O tempo médio para suportar o peso total sem muletas foi entre 24 e 48 meses após a cirurgia. Não se registou qualquer diferença significativa ($p > 0,05$) entre os movimentos de flexão-extensão da articulação do joelho tratado e da articulação do joelho saudável aos 648 meses.

Função da articulação do joelho

Com base no sistema de classificação MSTS revisto, os doentes obtiveram uma pontuação média de 27,50 (intervalo, 25-30), o que indicou um bom resultado funcional num período de seguimento médio de 28,07 meses. O TESS médio foi de 85,70 (variação, 78-100).

Discussão

Vantagens e desvantagens dos diferentes métodos de construção à volta da articulação do joelho.

Existem cinco estratégias de reconstrução a considerar após a ressecção de sarcoma do fémur distal ou da tíbia proximal, e estas incluem o auto-enxerto, o aloenxerto com osso de cadáver, materiais inertes como o cimento acrílico, uma prótese grande e uma prótese com uma haste longa em combinação com um aloenxerto. No entanto, os principais métodos utilizados envolvem prótese e aloenxerto ósseo.

As próteses tumorais para a reconstrução da articulação do joelho oferecem bons resultados em termos de funcionalidade e estabilidade óssea logo após a cirurgia. Tem as vantagens de um tempo operatório curto, fácil modificação do defeito ósseo, reabilitação rápida, baixas taxas de complicações e um procedimento de reconstrução mais fácil.[14] Atualmente, é o procedimento mais comum realizado após a ressecção de um tumor. No entanto, existem desvantagens quando se prevê uma sobrevivência a longo prazo. As taxas de complicações e insucesso aumentam com o tempo, incluindo o afrouxamento assético e a infeção tardia, que podem exigir a remoção da prótese e, eventualmente, a amputação.[8,14] A reconstrução biológica, por outro lado, não tem estas desvantagens. Uma vez que o osso do enxerto é substituído por osso autólogo, a taxa de complicações ao longo do tempo é menor.[15] Por isso, privilegiamos esta abordagem em doentes jovens. No entanto, este método tem taxas de complicações consideravelmente mais elevadas na fase pós-operatória precoce, como a fratura do enxerto, a não união/união tardia, a reabsorção óssea, a rejeição do enxerto e a infeção no local recetor.[16,17] No nosso grupo, a taxa de consolidação tardia foi de 13,33% na junção metafisária e 86,67% na junção diafisária.

Factores relacionados com o crescimento

Nas crianças em crescimento, a reconstrução biológica por si só não é adequada, uma vez que se verifica uma discrepância progressiva do comprimento da perna devido à remoção da cartilagem de crescimento. Canadel et al.[18] descreveram pela primeira vez uma técnica inovadora para resolver este problema, aumentando a margem de ressecção e preservando a epífise em doentes jovens que tinham tumores metafisários junto à placa de crescimento. Durante a quimioterapia, aplicaram uma distração fisária que afastou o tumor da epífise, deixando para trás um limite alargado de osso recém-formado entre o tumor e a epífise. O cirurgião pôde então ressecar o tumor, tirando partido do osso recém-formado, sem sacrificar a articulação adjacente. Utilizámos este método em seis doentes jovens e obtivemos excelentes resultados, sem recidiva e com movimentos normais da articulação do joelho.

Outros problemas com a reconstrução biológica utilizando aloenxertos osteoarticulares incluem a instabilidade ligamentar e a degeneração tardia da cartilagem do aloenxerto, o que pode resultar numa limitação da função da articulação do joelho.[19] Estudos anatómicos em crianças mostram que as ligações capsulares se estendem até ao nível da fise anteriormente, posteriormente e muito distalmente e perifericamente ao fémur distal lateral. A inserção do tendão do adutor magno medialmente e o septo intermuscular lateralmente servem de pontos de referência para o nível da fise. A fise da tíbia proximal é completamente extracapsular. Por conseguinte, quando a fise se encontra a uma distância relativamente longa do tumor, este pode ser ressecado com preservação da fise e da função articular (Fig. 2a, b).

Vantagens da cirurgia de preservação da fise em crianças

Nos últimos anos, os avanços na imagiologia e a nossa compreensão dos mecanismos de progressão tumoral levaram a ressecções mais precisas e a uma conservação epifisária mais frequente. Para além disso, as novas técnicas permitem-nos considerar reconstruções mais "orgânicas".[20] Assim, o crescimento pode ser preservado e o resultado funcional a longo prazo melhorado. No nosso grupo, utilizámos a reconstrução biológica com aloenxertos para a substituição de defeitos esqueléticos à volta da articulação do joelho após a excisão de um tumor. No entanto, preservámos a epífise, de modo a proporcionar uma articulação estável com os ligamentos e a cápsula, e a manter a capacidade de crescimento. Esta abordagem obteve excelentes resultados no movimento articular e nas actividades diárias normais em todos os doentes.

Preparação antes da cirurgia

Definimos 5 mm de osso normal acima da fise ou 3 cm acima da epífise, à parte do tumor, como a principal indicação deste método. Para determinar a distância exacta entre o tumor e a fise, foi utilizada a ressonância magnética tridimensional, o que facilitou uma definição mais precisa dos limites do tumor. Foi possível determinar e quantificar o volume tumoral antes e após a terapia adjuvante pré-operatória. Além disso, uma quimioterapia eficaz pode induzir o encapsulamento do tumor numa cápsula fibrosa e a resolução do edema dos tecidos e da medula óssea, permitindo assim uma avaliação objetiva da resposta, bem como fornecer um guia pré-operatório para o planeamento das margens de ressecção.

Problemas e gestão

No entanto, o principal problema com este método é o atraso na união ou a não união na junção aloenxerto-hospedeiro. Os resultados mostraram que as junções diafisárias têm taxas de atraso e de não união mais elevadas do que as junções metafisárias (Fig. 1d). Este facto pode ser explicado pelas doses mais elevadas de quimioterapia neoadjuvante e adjuvante e pelo fornecimento insuficiente de sangue ao osso do enxerto. A quimioterapia pode afetar negativamente a cicatrização, o que parece ser mais comum em doentes com sarcomas ósseos primários.[21] Para minimizar a não união e a união retardada, tentámos melhorar a fixação do aloenxerto ao osso hospedeiro com sistemas de placas de compressão bloqueadas ou pregos intramedulares interligados mais fortes. Foi colocado osso autólogo, como grânulos de osso ilíaco, à volta de ambas as junções durante a operação e no pós-operatório. Para além disso, a combinação cuidadosa dos tecidos e o processamento dos aloenxertos diminuíram o risco de rejeição imunológica e de reabsorção óssea. No nosso estudo, a maioria dos doentes apresentou cicatrização óssea aos 38 meses e resultados funcionais satisfatórios.

Conclusões

A reconstrução biológica do defeito causado pela ressecção em bloco de tumores ósseos malignos com preservação da epífise é um tratamento eficaz de preservação do membro em doentes jovens. Apresenta excelentes resultados, incluindo movimentos articulares normais e marcha sem dor. No entanto, requer um planeamento rigoroso, incluindo quimioterapia adjuvante, análise de imagem superior e biomateriais e mecânica avançados.

Referências

1. Kim HJ, Chalmers PN, Morris CD. Sarcoma osteogénico pediátrico. Curr Opin Pediatr 2010;22(1):61-6.

2. Abed R, Grimer R, Geller DS, Gorlick R. Osteosarcoma: uma revisão do diagnóstico, gestão e estratégias de tratamento. Clin Adv Hematol Oncol 2010;8(10):705- 18.

3.   Ritter J, Bielack SS. Osteossarcoma. Ann Oncol 2010;21. Suppl. 7: vii32032-5.

4. Abed R, Grimer R. Modalidades cirúrgicas no tratamento do sarcoma ósseo em crianças. Cancer Treat Rev 2010;36(4):342-7.

5. Mary P, Thevenin-Lemoine C. Novos procedimentos cirúrgicos nos sarcomas músculo-esqueléticos da criança. Bull Cancer 2011;98(5):515-26.

6. Barjaktarovic R, Popovic Z, Radoicie D. Megaendoprótese no tratamento de tumores ósseos na região do joelho e da anca. Vojnosanit Pregl 2011;68(1):62-7.

7. Villemagne T, Bonnard C, Accadbled F, L'kaissi M, de Billy B, Sales de Gauzy J. Reconstrução segmentar intercalar de ossos longos após ressecção de tumor ósseo maligno utilizando interposição primária de espaçador de cimento de metacrilato de metilo e enxerto ósseo secundário: a técnica de membrana induzida. J Pediatr Orthop 2011;31(5):570-6.

8. Dotan A, Dadia S, Bickels J, et al. Endoprótese expansível para cirurgia poupadora de membros em crianças: resultados a longo prazo. J Child Orthop 2010;4(5):391-400.

9. Aponte-Tinao L, Farfalli GL, Ritacco LE, Ayerza MA, Muscolo DL. Os aloenxertos de fémur intercalares são uma alternativa aceitável após a ressecção do tumor. Clin Orthop Relat Res 2012;470(3):728-34.

10.   Baumgart R, Lenze U. Endopróteses expansíveis em tumores ósseos malignos em crianças: indicações e limitações. Recent Results Cancer Res 2009;179:59- 73.

11.   D'Adamo DR. Avaliação do papel atual da quimioterapia no tratamento do sarcoma. Semin Oncol 2011;38(Suppl. 3):S19-29.

12.   Manfrini M, Tiwari A, Ham J, Colangeli M, Mercuri M. Evolução do tratamento cirúrgico dos sarcomas do úmero proximal em crianças: revisão retrospetiva num único

instituto ao longo de 30 anos. J Pediatr Orthop 2011;31(1):56-64.

13. Saraiva D, de Camargo B, Davis AM. Adaptação cultural, tradução e validação de um questionário de resultados funcionais (TESS) para o português com aplicação em pacientes com osteossarcoma de membros inferiores. Pediatr Blood Cancer 2008;50(5):1039-42.

14. Sharma S, Turcotte RE, Isler MH, Wong C. Experience with cemented large segment endoprostheses for tumors. Clin Orthop Relat Res 2007; 459:54-9.

15. Abed YY, Beltrami G, Campanacci DA, Innocenti M, Scoccianti G, Capanna R. Biological reconstruction after resection of bone tumours around the knee: longterm follow-up. J Bone Jt Surg Br 2009;91(10): 1366-72.

16. Muscolo DL, Ayerza MA, Farfalli G, Aponte-Tinao LA. Aloenxertos osteoarticulares de tíbia proximal em cirurgia de salvamento de membro tumoral. Clin Orthop Relat Res 2010;468(5):1396-404.

17. van Isacker T, Barbier O, Traore A, Cornu O, Mazzeo F, Delloye C. Reconstrução do antebraço com aloenxerto ósseo após excisão de tumor: uma série de 10 pacientes com um seguimento médio de 10 anos. Orthop Traumatol Surg Res 2011;97(8):793-9.

18. Ca~nadell J, Forriol F, Cara JA. Remoção de tumores ósseos metafisários com preservação da epífise. Distração da fise antes da excisão. J Bone Jt Surg [Br 1994;76B: 127-32.

19. Ogilvie CM, Crawford EA, Hosalkar HS, King JJ, Lackman RD. Resultados a longo prazo da recuperação de membros com reconstrução de aloenxertos osteoarticulares. Clin Orthop Relat Res 2009;467(10):2685-90.

20. Burnei G, Burnei C, Hodorogea D, Gavriliu S, Georgescu I, Vlad C. Cirurgia reconstrutiva osteoarticular em tumores ósseos malignos: a importância dos fixadores externos. J Med Life 2008;1(3): 295-306.

21. Lietman SA, Joyce MJ. Bone sarcomas: overview of management, with a focus on surgical treatment considerations. Cleve Clin J Med 2010;77:S8-12.

Distração da fise durante o tratamento cirúrgico do osteossarcoma do fémur

INTRODUÇÃO

O osteossarcoma é um tumor ósseo primário, maligno, que ocorre em pacientes jovens e em crescimento [1]. As partes mais frequentemente afectadas são o fémur distal e a tíbia proximal [2]. Com as melhorias na quimioterapia adjuvante, as taxas de sobrevivência dos doentes com osteossarcomas aumentaram de 20% para 60%-80%. Nos últimos anos, a amputação pode ser evitada em 80%-90% dos doentes, devido à disponibilidade de vários procedimentos de salvamento de membros, como a implantação de próteses tumorais e a reconstrução biológica [3], que se podem adaptar às exigências funcionais a longo prazo destes doentes.

Em alguns pacientes, o osteossarcoma ocorre antes que a placa de crescimento tenha cumprido sua função de alongar o osso. Nestes doentes, a excisão do tumor e a substituição da prótese podem resultar numa discrepância considerável do comprimento do membro, uma vez que a epífise é sacrificada [4]. Para evitar a perda da função e do comprimento do membro, os cirurgiões têm tentado a distração da fise para salvar a epífise não envolvida e usado a reconstrução biológica com aloenxertos ou autoenxertos para reparar o defeito resultante da ressecção do tumor [5]. Resultados clínicos favoráveis com excelente crescimento e função normal do membro afetado têm sido obtidos após estes tratamentos [6,7].

Nos doentes em que o tumor preenche toda a cavidade medular de um osso longo, mas não envolve a fise e a epífise, a amputação não é uma boa opção. No entanto, a distração convencional da fise não pode ser realizada porque o prego de distração que atravessa a metáfise ou a epífise pode contaminar o tecido normal circundante com células tumorais, o que pode causar recidiva do tumor após a cirurgia de preservação do membro.

Para ressecar o tumor em bloco e salvar a epífise não envolvida, utilizámos um novo método de distração intra-operatória da fise e obtivemos resultados satisfatórios. Aqui, descrevemos o método e apresentamos os nossos resultados.

MÉTODOS E RESULTADOS

Informações gerais

A nossa doente era uma rapariga de 9 anos. Apresentava dor e inchaço na coxa esquerda há 4 meses. A ressonância magnética (RM) mostrou invasão tumoral da diáfise e metáfise do fémur esquerdo, com epífise e placa de crescimento intactas. A distância mais próxima entre o tumor e a placa de crescimento era de 0,5 cm. Foi submetida a uma biopsia por agulha grossa, tendo sido obtido o diagnóstico patológico de osteossarcoma. O estádio de Enneking era IIB.

Foi tratada com dois ciclos de quimioterapia neoadjuvante com metotrexato em dose elevada (12 g/m^2), ifosfamida (10 g/m^2), pirarubicina (60 mg/m^2) e carboplatina (400 mg/m^2). Foi efectuado outro exame de RMN antes da operação para avaliar os resultados da quimioterapia. Os dados de imagiologia mostraram reduções significativas no tamanho e diâmetro do tumor (Fig. 1).

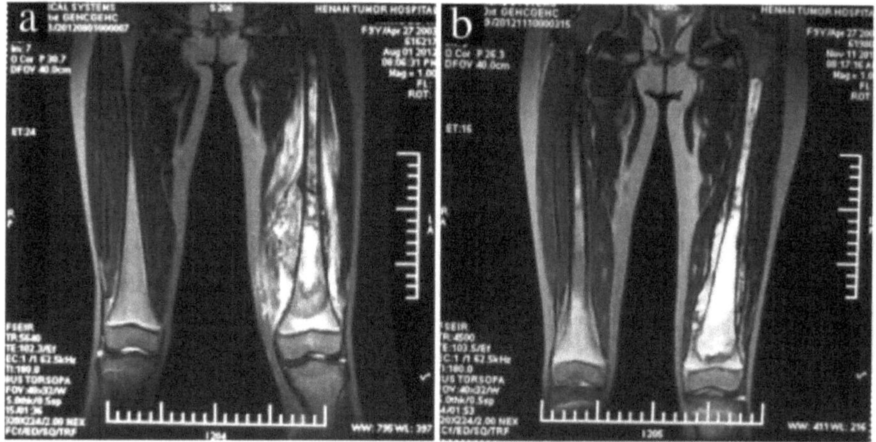

Fig. 1. Ressonância magnética (RM) efectuada *a.* antes e *b.* após quimioterapia neoadjuvante. O tumor reduziu de tamanho e diâmetro.

Técnica cirúrgica

Duas semanas após a quimioterapia neoadjuvante, o doente foi submetido a ressecção do tumor, inativação e reimplantação do osso do fémur.

Posição e incisão. O paciente foi colocado em decúbito dorsal e foi induzida anestesia geral. Foi realizada uma incisão anterolateral na coxa esquerda, desde a espinha ilíaca ântero-superior até ao côndilo femoral lateral.

Ressecção do tumor. O fémur foi separado dos músculos normais circundantes, mas foi deixada intacta uma camada de 2-3 cm de tecido mole normal que cobria o tumor. Os vasos femorais e o nervo ciático foram identificados e protegidos durante a operação. Em seguida, foi efectuada uma osteotomia subtrocantérica em forma de V (Fig. 2). O fémur separado foi embalado com um revestimento protetor 3M e ligaduras. O campo operatório foi também coberto com o revestimento protetor (Fig. 2).

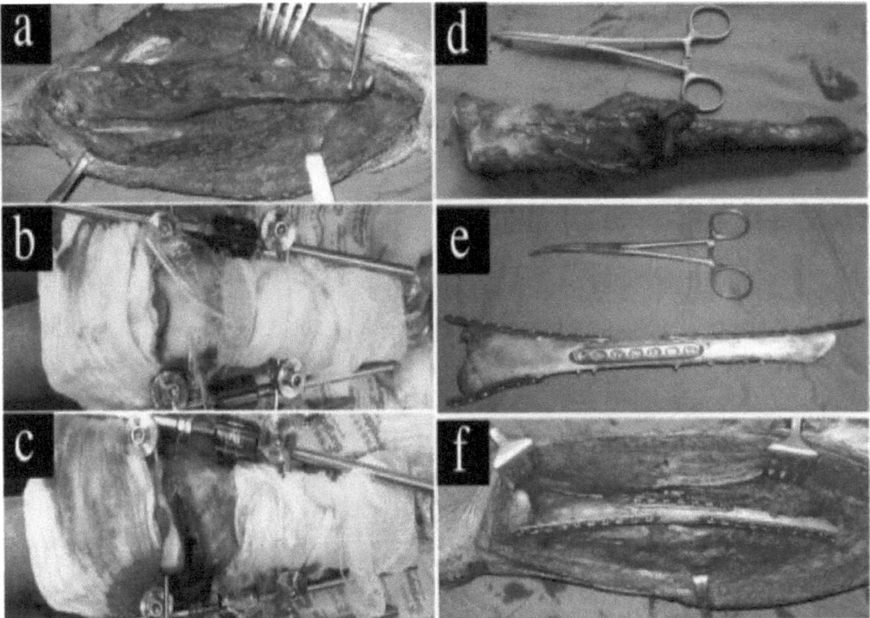

Fig. 2. Distração da fiseal e inativação e reimplantação do osso do fémur.
a. O fémur é separado com uma osteotomia subtrocantérica.
O fémur *b.* antes e *c.* depois da distração.
d. Fémur completamente separado com uma camada de tecido normal.
e. O fémur é fixado com placas dobradas e entrelaçadas.
f O osso inactivado foi reimplantado.

Distração da fise. Foram inseridos dois pinos de Steinmann através da epífise e um através da metáfise, sob monitorização radiográfica com uma máquina de raios X de braço em C, de modo a que a placa de crescimento permanecesse intacta. As partes externas dos pinos de Steinmann foram revestidas com álcool anidro e os pinos foram fixados com fixadores externos de meio anel. A fise foi distraída a uma velocidade de 1-2 mm/min até a epífise ser separada (Fig. 2). O tecido mole remanescente à volta da fise foi então separado e o osso afetado foi removido do campo operatório.

Inativação e reimplantação do fémur. Numa outra mesa operatória, o córtex tumoral e a cavidade medular foram separados do resto do fémur. O fémur foi então fixado com quatro placas dobradas e interligadas que seguiam a forma do trocânter maior e do côndilo femoral lateral, em ambas as extremidades. O osso foi colocado em álcool anidro durante 40 minutos e depois lavado com uma grande quantidade de soro fisiológico. Foram utilizados enxertos de osso fibular autólogo colhidos do mesmo lado da perna para preencher a cavidade femoral. O osso inactivado foi então reduzido e fixado com a cabeça femoral e o côndilo femoral. Foram utilizadas aparas da crista ilíaca para preencher a junção entre os ossos separados. A ferida foi então fechada.

Todo o procedimento durou cerca de 3 horas, com uma perda total de sangue inferior a 600 ml. A epífise foi separada em 30 minutos.

Gestão pós-operatória e acompanhamento

No pós-operatório, o doente recebeu ciprofloxacina intravenosa como profilaxia antibiótica padrão até à remoção de todos os drenos e cateteres. As radiografias obtidas uma semana depois mostraram uma excelente redução e fixação do fémur (Fig. 3). O exame patológico da peça cirúrgica não revelou células tumorais em ambas as extremidades do osso separado. Após a cicatrização da ferida, a doente receberá mais quatro ciclos de quimioterapia.

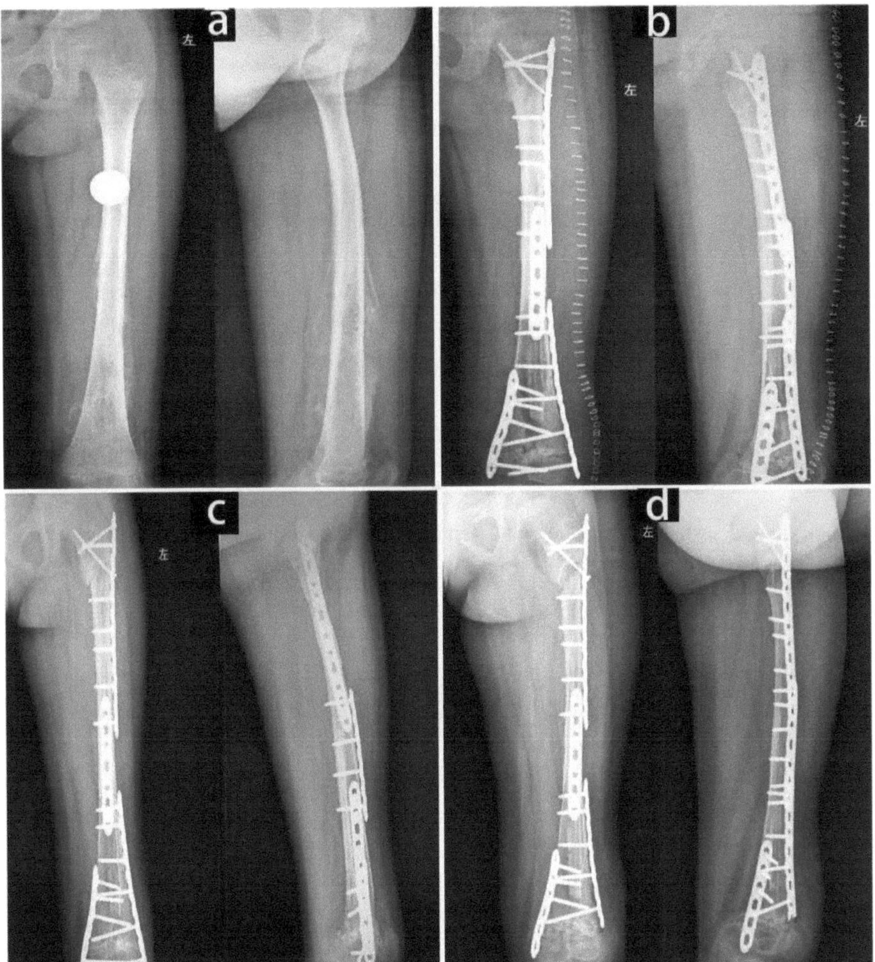

Fig. 3. Radiografias do fémur envolvido *a*. antes e *b*. após a operação. Observa-se uma redução anatómica e uma forte fixação do osso do fémur. *c*. 6 meses após a operação, pode observar-se osso novo na junção da metáfise. *d*. 12 meses após a operação, pode observar-se cicatrização óssea na junção da metáfise. Para evitar a paragem epifisária, foram retirados os parafusos fixados na epífise.

O doente foi seguido de 3 em 3 meses após a cirurgia. Em cada visita, foram efectuadas radiografias do tórax e do local da cirurgia e o doente foi examinado. Aos 6 meses após a operação, observou-se nova formação óssea na metáfise e na junção subtrocantérica, não tendo ocorrido recidiva ou reabsorção óssea do fémur reimplantado. No seguimento de 12 meses após a operação, a amplitude de movimento da articulação do joelho era de 90° em flexão e 0° em extensão. A cicatrização óssea podia ser observada na junção metafisária. Para evitar a paragem epifisária, retirámos os parafusos fixados na epífise (Fig. 3). O score revisto da Musculoskeletal Tumor Society aumentou para 83% no pós-operatório, a partir do seu valor pré-operatório de 46%.

DISCUSSÃO

Em crianças em crescimento, a discrepância progressiva do comprimento dos membros após a remoção da cartilagem de crescimento é um grande problema no tratamento a longo prazo do osteossarcoma. Em 1994, Canadell et al. [8] descreveram pela primeira vez uma solução inovadora para este problema: aumentar a margem de ressecção preservando a epífise em doentes jovens com tumores metafisários próximos da placa de crescimento. De 2007 a 2011, utilizámos este método em seis doentes jovens e obtivemos uma excelente função do membro no pós-operatório e poucas complicações, com uma discrepância de apenas 1-3 cm entre os dois membros inferiores [6].

No entanto, este método não pode ser utilizado em doentes em que o tumor tenha invadido a maior parte do osso longo ou preenchido a maior parte da cavidade medular. A inserção de pinos na diáfise, que é necessária durante o método acima descrito, pode contaminar os tecidos moles normais circundantes com células tumorais e, possivelmente, levar à recorrência do tumor. Para além disso, se o tumor estiver a uma distância segura da placa de crescimento, o implante de aloenxerto osteoarticular ou de prótese tumoral não é uma alternativa aceitável, pois pode estar associado a uma grande discrepância no comprimento do membro ou ao afrouxamento da prótese após a operação. Assim, recorremos à distração da fise para separar o tumor e poupar a placa de crescimento. A epífise foi separada em meia hora, a placa de crescimento estava intacta e as células tumorais não contaminaram a epífise.

Utilizámos um novo método de distração da fiseal que ainda não tinha sido descrito anteriormente. O nosso método tem vantagens em relação ao descrito por Canadell et al. [8], tais como a facilidade de manipulação, a ausência de contaminação tumoral ou infecciosa dos canais ungueais e o baixo risco de lesão dos vasos e nervos durante a distração. A remoção dos tecidos moles circundantes facilita muito a separação da epífise. No entanto, neste caso, é exercida uma força muito maior sobre a placa de crescimento, o que está associado à desvantagem latente de fracturas ósseas, especialmente quando a maior parte do osso cortical foi destruída pelo tumor. Além disso, a inserção do prego na área óssea envolvida pelo tumor pode contaminar o campo operatório. Assim, a proteção meticulosa do tecido normal e o tratamento com álcool anidro dos pregos inseridos na diáfise são passos fundamentais no nosso método de distração da fise.

Neste doente, optámos por inativar e reimplantar osso autólogo em vez de utilizar aloenxertos por duas razões. Em primeiro lugar, o osso envolvido tinha um córtex intacto, sem invasão tumoral. Em segundo lugar, os aloenxertos compatíveis são difíceis de obter em crianças.

Uma vez que o nosso estudo envolveu um único doente e um curto período de seguimento (12 meses), não podemos determinar se o nosso novo método foi tão seguro ou superior à técnica de distração relatada por Canadell et al [8]. No entanto, em algumas circunstâncias, este novo método pode ser um tratamento alternativo viável.

REFERÊNCIAS

1. Kim HJ, Chalmers PN, Morris CD. Sarcoma osteogénico pediátrico. Curr Opin Pediatr 2010;22(1):61-66.

2. Abed R, Grimer R. Geller DS, Gorlick R. Osteosarcoma: uma revisão do diagnóstico, gestão e estratégias de tratamento. Clin Adv Hematol Oncol 2010;8(10):705-718.

3. Abed R, Grimer R. Modalidades cirúrgicas no tratamento do sarcoma ósseo em crianças. Cancer Treat Rev 2010;36(4):342-347.

4. Baumgart R, Lenze U. Endopróteses expansíveis em tumores ósseos malignos em crianças: indicações e limitações. Recent Results Cancer Res 2009;179:59-73.

5. Wu X, Cai ZD, Chen ZR, Yao ZJ, Zhang GJ. A preliminary evaluation of limb salvage surgery for osteosarcoma around knee joint. PLoS One. 2012;7(3):e33492

6. Weitao Y, Qiqing C, Songtao G, Jiaqiang W. Operações de preservação da epífise para o tratamento de tumores ósseos malignos dos membros inferiores. Eur J Surg Oncol. 2012 ;38(12):1165-1170

7. Betz M, Dumont CE, Fuchs B, Exner GU. Distração fisária para preservação da articulação em tumores ósseos metafisários malignos em crianças. Clin Orthop Relat Res. 2012 ;470(6):1749-1754.

8. Canadell J, Forriol F, Cara JA. Remoção de tumores ósseos metafisários com preservação da epífise. Distração da fise antes da excisão. J Bone Joint Surg [Br] 1994;76B:127-132.

Tratamento do osteossarcoma à volta do joelho em doentes esqueleticamente imaturos

Introdução

O osteossarcoma é o tumor ósseo maligno mais comum em crianças, adolescentes e adultos jovens. A taxa de ocorrência foi de 4,0 (3,5-4,6) em crianças dos 0 aos 14 anos por ano e por milhão de pessoas, em homens e mulheres e de todas as etnias (1). Os tumores surgem principalmente na metáfise, que se encontra perto da placa de crescimento, e invadem gradualmente a epífise e, eventualmente, todo o espaço articular (2). O fémur distal e a tíbia proximal são os locais mais comuns para os osteossarcomas, e as epífises do fémur distal e da tíbia proximal contribuem em cerca de 35 e 30% para o crescimento da extremidade inferior, respetivamente (3).

Com o aumento das taxas de sobrevivência após a quimioterapia, a cirurgia de salvamento do membro está a tornar-se cada vez mais o padrão de tratamento para a maioria das neoplasias malignas que afectam as extremidades (4,5). A perda óssea segmentar após a ressecção do tumor requer a reconstrução da prótese na maioria dos doentes adultos, mas pode ser difícil em doentes esqueleticamente imaturos devido à necessidade de preservar ao máximo a função articular e manter uma boa função do membro (6). Esta é uma situação desafiante para os cirurgiões que tratam os doentes após a ressecção da epífise e a reconstrução do membro com o procedimento mais adequado, de modo a obter a menor discrepância de comprimento em comparação com o crescimento em curso do membro contralateral.

A placa de crescimento tem um papel fundamental no crescimento dos membros (7). A avaliação da relação entre a placa de crescimento e o tumor ajuda os cirurgiões a determinar as opções cirúrgicas com base no envolvimento desta região e na extensão do tumor. Isto terá implicações no resultado clínico, afectando potencialmente o comprimento do membro e/ou a função do envolvido. Por conseguinte, a obtenção de imagens claras é o primeiro passo no tratamento de tumores em doentes imaturos. Nos últimos anos, a extensão destes tumores tem sido determinada através de técnicas de diagnóstico por imagem pré-operatórias, principalmente através de ressonância magnética (RM) (8). A extensão do tumor pode ser avaliada com precisão em imagens de RM ponderadas em Tl, T2 e Gd nos planos coronal, sagital e axial. De acordo com os locais anatómicos envolvidos na RM, Kumta *et al* (9) classificaram a localização e a extensão do osteossarcoma no osso em cinco subtipos, como se segue: Tipo 1, o tumor está localizado a >2 cm da cartilagem epifisária; tipo II, o tumor está localizado a <2 cm da cartilagem epifisária; tipo III, o tumor se estende até ou além da cartilagem epifisária, mas >1 cm de tecido epifisário é retido; tipo IV, o tumor rompe a fise e se estende até a região subcondral, mas não rompe a superfície articular; e tipo V, o tumor rompe a superfície articular e envolve a articulação adjacente.

No presente estudo, o osteossarcoma em pacientes imaturos (fise aberta e idade <15 anos) ao redor da articulação do joelho foi classificado em cinco tipos, de acordo com o sistema de classificação descrito por Kumta *et al* (9), utilizando a RM pré-operatória, e os métodos de reconstrução ou amputação do membro foram realizados após ampla ressecção. Os objectivos do presente estudo foram avaliar: i) as caraterísticas do osteossarcoma em doentes imaturos, ii) os diferentes tipos de RM com métodos cirúrgicos adequados, iii) os benefícios e complicações dos diferentes métodos cirúrgicos e iv) a taxa de sobrevivência global (OS) e os factores que afectam a OS.

Materiais e métodos

No presente estudo, os autores efectuaram um estudo retrospetivo das caraterísticas e dos resultados em doentes imaturos diagnosticados com osteossarcoma à volta da articulação do joelho tratados no He Nan Cancer Hospital (Zheng Zhou, China).

Pacientes. A coorte consistiu em 56 pacientes (idade, <15 anos) diagnosticados com fise aberta com osteossarcoma no fémur distal e na tíbia proximal entre janeiro de 2007 e dezembro de 2015 que foram tratados no He Nan Cancer Hospital. Foi obtida a aprovação ética do Comité de Ética Médica do He Nan Cancer Hospital. Foi obtido o consentimento informado por escrito dos tutores legais dos doentes para a publicação do presente relatório e das imagens que o acompanham. Foram recolhidas as seguintes informações: i) dados demográficos dos doentes, incluindo a idade no momento do diagnóstico, o sexo e a data do diagnóstico; ii) caraterísticas do tumor, incluindo a localização, o estádio de Enneking (10), o subtipo na RM e a histologia; iii) tratamento, incluindo a resposta à quimioterapia neoadjuvante, o tipo de cirurgia primária, o tratamento pós-operatório e os efeitos adversos; iv) resultados clínicos, incluindo a discrepância dos membros, a SO, a sobrevivência livre de doença (SLD), a sobrevivência livre de eventos (SLE) e os factores preditivos associados à sobrevivência.

Tratamento. A quimioterapia foi utilizada nos contextos neoadjuvante e adjuvante. Os regimes de quimioterapia, especificamente a dose, basearam-se na área de superfície corporal dos doentes. A quimioterapia incluiu combinações de doses elevadas de metotrexato (Jiangsu Hengrui Medicine Co., Ltd., Lin Yun Gang City, China), carboplatina (Corden Pharma Latina S.P.A., Sermoneta, Itália) (11), doxorrubicina/pirarrubicina (Shenzhen Main Luck Pharmaceuticals Inc., Shen Zhen

Cidade, China) (12,13) e ifosfamida (Jiangsu Hengrui Medicine Co., Ltd. Lin Yun Gang City, China). Todos os agentes foram administrados a cada doente. A percentagem de necrose tumoral (TNP) foi obtida por patologia após a operação. A área percentual de necrose foi calculada em, pelo menos, 4 lâminas contínuas de cada especiaria e a soma foi utilizada para obter uma percentagem de necrose de todo o tumor sob um microscópio ótico (ampliação, x100).

Dos 56 doentes, 4 abandonaram o tratamento, enquanto os restantes 52 foram submetidos a cirurgia para controlo local e tiveram margens cirúrgicas negativas, confirmadas por anatomia patológica. O tipo de cirurgia incluiu cirurgias de salvamento de membros, tais como substituição de prótese articulada por tumor (TPR, Chun Li Co., Ltd, Beijing, China), substituição de aloenxerto osteoarticular (OAR), substituição auto-osteoarticular inactivada (IOR), substituição de aloenxerto intercalar (IAR), substituição de osso autógeno (ABR), amputação (AP), rotação-plastia (RP) baseou-se na extensão da doença, no envolvimento do feixe neurovascular e na avaliação da melhor funcionalidade do membro após a ressecção cirúrgica. Todos os aloenxertos ósseos estruturais foram obtidos de acordo com o protocolo da Associação Chinesa de Bancos de Tecidos (14) e obtidos do banco de ossos. A osteotomia transmeta/epifisária (15) ou a distração da fise (16) foi utilizada para preservar a fise não envolvida (PUP) em determinados doentes. A reconstrução por artrodese não foi efectuada em nenhum destes doentes.

Seguimento. O acompanhamento oncológico foi efectuado com intervalos de três meses durante os primeiros dois anos e com intervalos de seis meses até aos 5 anos. A cicatrização óssea e a implantação foram avaliadas através de radiografias antero-posteriores e laterais. Os doentes foram controlados regularmente para detetar metástases pulmonares através de tomografia computorizada (TC). Os resultados funcionais foram avaliados utilizando a pontuação da Musculoskeletal Tumor Society (MSTS) (17) na última visita de acompanhamento. A classificação da pontuação MSTS é a seguinte: <23, excelente resultado funcional; 15-22, bom resultado; 8-14, resultado razoável e <8, mau resultado. A amplitude de movimento articular, a força, a atrofia muscular e a discrepância do comprimento dos membros inferiores foram também avaliadas nas visitas de seguimento. A discrepância final do comprimento dos membros foi medida por teleroentgenograma mostrando todo o comprimento das pernas num único filme. O tempo médio de seguimento foi de 21,66 meses. No final do seguimento, a idade mediana dos doentes era de 14,31 anos (variação, 3-23 anos) e 18 (32,14%) doentes atingiram a maturidade esquelética.

Análise estatística. O foco principal da presente análise foi a OS, EFS e DFS. A OS foi calculada desde a data do diagnóstico até à data da mortalidade ou do exame de seguimento mais recente. As curvas de sobrevivência foram calculadas utilizando a estimativa de Kaplan-Meier com um intervalo de confiança de 95%. As diferenças entre as curvas de sobrevivência foram avaliadas utilizando o teste log-rank. As estimativas ajustadas foram obtidas a partir de modelos de riscos proporcionais com sexo, idade, estádio clínico de Enneking (10), tipo de RM e método cirúrgico incluídos como covariáveis. As pontuações MSTS e as diferenças no comprimento do membro das diferentes cirurgias foram comparadas utilizando a análise de variância unidirecional com a diferença menos significativa, comparando as médias para as variáveis contínuas. As associações entre a idade ao diagnóstico e a invasão tumoral da fise, a resposta ao tratamento e a sobrevivência foram comparadas utilizando o teste de Mann-Whitney. P<0,05 foi considerado para indicar uma diferença estatisticamente significativa. Foi utilizado o software SPSS (versão 11.5; SPSS, Inc., Chicago, IL, EUA).

Resultados

Dados demográficos dos pacientes. Um total de 56 pacientes (idade, <15 anos) com diagnóstico de osteossarcoma ao redor da articulação do joelho foram envolvidos no presente estudo. Os dados demográficos completos e as caraterísticas clínicas são apresentados na Tabela I. A idade mediana, na altura do diagnóstico, foi de 12,14 anos (variação, 3-15 anos). Havia 32 pacientes do sexo masculino (57,1%). A localização do tumor foi a seguinte: 41 (82%) no fémur distal e 15 (18%) na tíbia proximal. O diagnóstico de osteossarcoma convencional de alto grau foi efectuado em todos os doentes. Um total de 49 (87,5%) doentes apresentavam tumores em estádio IIB e 7 (12,5%) em estádio III, de acordo com a classificação de Enneking.

Tabela I. Caraterísticas demográficas e clínicas dos 56 pacientes.

Patient demographics	n	Cohort (%)
Age at diagnosis, years		
0-3	1	1.8
3-6	1	1.8
6-9	9	16.1
9-12	12	21.4
12-15	33	58.9
Mean age, years (range)	12.14 (3-15)	
Sex		
Female	24	42.9
Male	32	57.1
Tumor site		
Left distal femur	27	48.2
Right distal femur	14	25.0
Left proximal tibia	5	8.9
Right proximal tibia	10	17.9
Clinical Enneking stage		
IIB	49	87.5
III	7	12.5

Tratamento. Os métodos de tratamento são apresentados na Fig. 1 e basearam-se nos resultados da RM antes da operação. Havia 45 (80,36%) placas de crescimento dos membros e epífises fechadas ou invadidas pelo tumor, de RM tipo III a V. Em 7 doentes com estádio III, um total de 4 doentes (1 com tipo III e 2 com tipo IV) abandonaram intervenções adicionais, 3 com metástases pulmonares (2 com tipo V e 1 com tipo IV) foram submetidos a cirurgia de debulking, que incluiu amputações (de acordo com a escolha do doente) e 2-6 ciclos de quimioterapia. Nos restantes doentes com estádio IIB, um total de 4 doentes (1 com tipo V, 2 com tipo IV e 1 com tipo III) foram submetidos a amputações devido ao tamanho maciço dos tumores e à insensibilidade à quimioterapia, 3 doentes (2 com tipo III e 1 com tipo IV) foram submetidos a rotação-plastia (Fig. 2a) e os restantes 42 doentes foram submetidos a várias cirurgias de salvamento dos membros. Um doente de cada um dos tipos III, IV e V foi tratado com TPR do semi-fémur, para preservar a semiarticulação adjacente e a fise em crescimento (Fig. 2b). A TPR é amplamente adaptada para tumores que crescem perto de articulações (18,19). No presente estudo, um total de 18 (42,86%) casos (7, 7, 4 com tipos III, IV, V, respetivamente) aceitaram este método (Fig. 2c). Um total de 21 pacientes foi submetido a construções biológicas, como segue: 4 doentes com o tipo 1 foram submetidos a ressecção do tumor por osteotomia transversal na metáfise com retenção da placa fisária e de uma pequena porção da metáfise adjacente. Posteriormente, em 1 doente foi utilizada a RIA para reconstruir o defeito e em 3 doentes foi realizada a substituição óssea autógena (ABR) inativa (álcool anidro, 40 min). Um total de 6 pacientes com PUP do tipo II preservou a PUP por distração da fise, que foi depois reconstruída por IAR (Fig. 2d) em 5 pacientes e ABR em 1 (Fig. 2e) paciente. Devido à invasão tumoral da fise nos tipos III-V, 4 casos foram submetidos a ressecção intraepifisária e reconstruídos por IAR (2 com tipo III e IV). Um total de 5 doentes foi submetido a RAA (3 com tipo III, 1 com tipo IV e 1 com tipo V; Fig. 2f). Um total de 2 (1 com tipo III e 1 com tipo IV) foram submetidos a substituição auto-osteoarticular inactivada (IOR; inativação com álcool anidro durante 40 min).

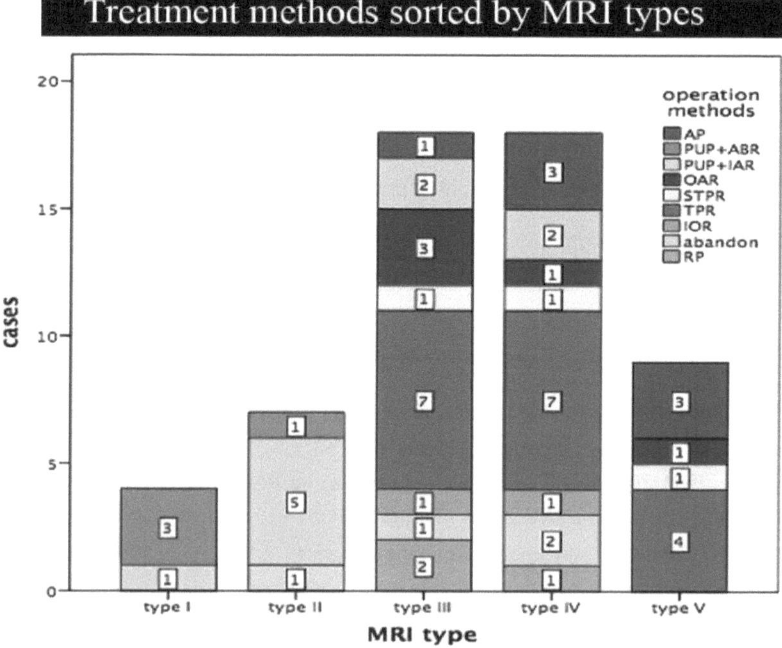

Figura 1. Métodos de tratamento classificados de acordo com os tipos de RM em 56 pacientes. AP, amputação; PUP, preservar a fise não envolvida; ABR, substituição óssea autógena inativa; IAR, substituição de aloenxerto intercalar; OAR, substituição de aloenxerto osteoarticular; IOR, substituição auto-osteoarticular inativa; TPR, substituição de prótese tumoral; STPR, substituição de prótese semi tumoral; RP, rotação-plastia; RM, ressonância magnética.

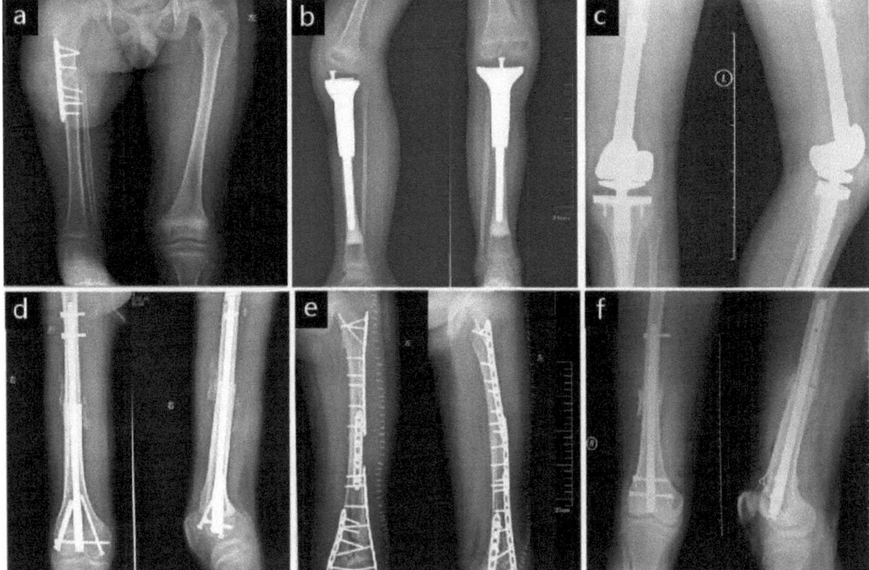

Figura 2. Diferentes métodos cirúrgicos realizados em doentes com osteossarcoma imaturo. a. Rotação-plastia após ressecção de tumor do fémur distal num rapaz de 9 anos. b. Ressecção de tumor da tíbia proximal numa rapariga de 9 anos. c. Substituição de prótese tumoral num rapaz de 12 anos. d. PUP e substituição de aloenxerto intercalar após ressecção de tumor do fémur distal num rapaz de 15 anos. e. PUP e substituição de osso autógeno inativo após ressecção de tumor do fémur distal (quase toda a diáfise) numa rapariga de 9 anos. f. Substituição de aloenxerto osteoarticular após ressecção de tumor do fémur distal num rapaz de 14 anos. PUP, preservação da fise não envolvida.

Seguimento. Um total de 21 doentes (37,5%) sucumbiu à doença, incluindo recidiva local em 4 doentes que foram submetidos a amputação aos 6-39 meses de pós-operatório. Um total de 17 doentes sucumbiu a metástases pulmonares. Um total de 3 pacientes passou por um ou mais tempos de ressecção cirúrgica da recidiva pulmonar e 1 paciente sobreviveu por 42 meses ao final do seguimento. O tempo médio de mortalidade foi de 13,14 meses após o diagnóstico (Tabela II). Todos os doentes sofreram mielossupressão ligeira a grave, mas sem toxicidade renal ou cardíaca.

Tabela II. Resultados e complicações dos diferentes métodos cirúrgicos.

Operation methods	Cases, n	MSTS 93 score[a]	Limb length discrepancy, cm[a]	Complications, n				
				Recurrence	Metastasis	Infection	Nonunion	Fracture
TPR	18	24.89±2.65	2.64±1.91	2	5	2	0	0
STPR	3	23.33±2.08	2.50±0.71	0	1	0	0	0
PUP+IAR	10	23.40±6.33	2.71±1.25	1	2	1	5	1
PUP+ABR	4	25.25±3.59	3.33±3.21	1	0	0	2	1
OAR	5	21.40±3.85	6.00±1.41	0	2	1	3	1
IOR	2	12.50±3.54[b]	6.00±3.61	0	1	0	2	0
RP	3	24.67±1.53		0	1	0	0	0
AP	7	14.50±2.65[b]		0	5	0	0	0

[a]Média ± desvio padrão; [b] P<0,05. AP, amputação; PUP, preservar a fise não envolvida; ABR, substituição óssea autógena inativa; IAR, substituição de aloenxerto intercalar; OAR, substituição de aloenxerto osteoarticular; IOR, substituição auto-osteoarticular inativa; TPR, substituição de próteses tumorais; STPR, substituição de próteses semi tumorais; RP, rotação-plastia; MSTS, pontuação da Musculoskeletal Tumor Society.

De acordo com o exame patológico pós-operatório, o TNP foi >90% em 32 (61,54%) pacientes, 80-90% em 17 casos (32,69%) e <80% em 3 casos (5,77%). Não houve diferenças significativas na idade ao diagnóstico e na invasão tumoral da fise (P=0,705), mas as diferenças na resposta ao tratamento e na sobrevivência foram significativas (P<0,0001).

No presente estudo, foi alcançado um excelente resultado funcional de acordo com a pontuação MSTS nos grupos TPR, PUP mais ABR e PR. Um bom resultado foi alcançado nos grupos de substituição de prótese semitumoral (STPR, Fig. 3a), PUP mais IAR e OAR. Foi obtido um resultado razoável nos grupos AP e IOR. No grupo IOR, dois doentes de 6 anos de idade sem aloenxerto osteoarticular adequado tiveram restrições nas actividades recreativas durante 6-12 meses devido à absorção e não união da osteoarticulação inactivada. Isto causou a baixa pontuação MSTS e a disfunção da articulação do joelho (Tabela II).

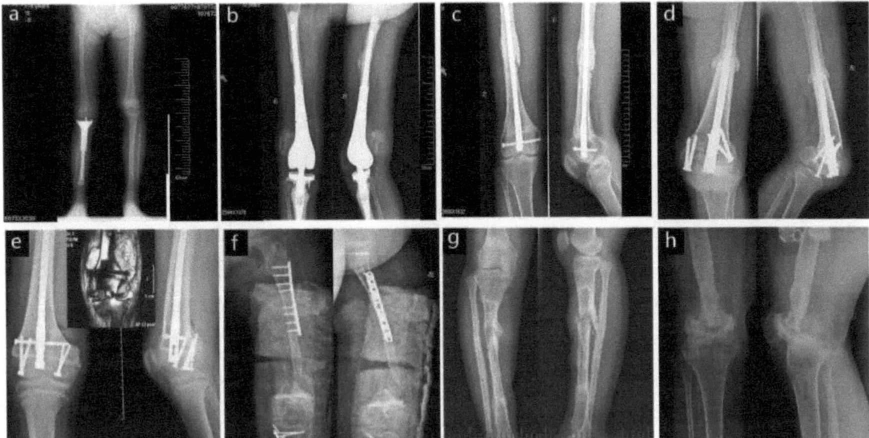

Figura 3. Seguimento de doentes com osteossarcoma imaturo. a. Discrepância do comprimento dos membros e instabilidade da articulação do joelho após a substituição de próteses semitumorais aos 36 meses após o tratamento numa menina de 9 anos. b. Recidiva ocorrida aos 12 meses após a substituição da prótese tumoral numa menina de 9 anos. c. Não união da diáfise ocorrida aos 50 meses após PUP e IAR num rapaz de 15 anos. d. Não união e luxação metafisária aos 24 meses após PUP e IAR numa menina de 14 anos. e. Ocorreu recidiva 12 meses após PUP por osteotomia transversal na metáfise em RMN tipo III num rapaz de 12 anos (a RMN indicou um tumor mole à volta da metáfise). f. Ocorreu absorção óssea e não união na metáfise da substituição auto-osteoarticular inactivada aos 12 meses numa rapariga de 9 anos. g. Um total de 10 meses após a remoção de todos os parafusos e da fixação da placa, ocorreu uma fratura 60 meses após a PUP e a substituição óssea autógena inativa numa rapariga de 14 anos. h. Um total de 96 meses após a substituição do aloenxerto osteoarticular, ocorreu uma fratura metafisária e degeneração da articulação do joelho num rapaz de 14 anos. IAR, substituição intercalar de aloenxerto; PUP, preservação da fise não envolvida.

A recidiva (2 casos, 16,67%) e a infeção (2 casos, 16,67%) foram as principais complicações no grupo da RPT (Tabela II e Fig. 3b). Os pacientes com recidiva tumoral local foram submetidos a amputações. Num doente que desenvolveu infeção profunda, foi removida a prótese, implantado um espaçador temporário de cimento e administrado antibiótico Cefotiam. Após 6 meses de tratamento e observação, foi substituída outra prótese. O outro doente com próteses infectadas tardiamente (ocorreu aos 24 meses após a cirurgia) foi submetido a amputação imediata. Durante o seguimento, não se verificaram afrouxamentos ou fracturas das próteses nestes doentes. Nos doentes com reconstruções biológicas, as principais complicações foram a consolidação tardia (12 casos, 57,14%) e a fratura (3 casos, 14,29%). A consolidação tardia ocorreu na diáfise em 7 casos, na metáfise em 3 casos e em ambos os locais em 2 casos (Fig. 3c e d). A união retardada foi tratada com reimplante de osso ilíaco autólogo e/ou substituição da fixação interna, o que acabou por resultar em união em 10 casos
(90,48%) na junção dador-hospedeiro. Todas as fracturas ocorreram quando a fixação interna foi retirada 48-72 meses após a ressecção do tumor (Fig. 3g). Os doentes recusaram

uma operação adicional sem dor no membro afetado.

Foram observadas discrepâncias no comprimento dos membros (0-3 cm) em quatro doentes do tipo I de RM com ambos os membros preservados, causadas pela placa de crescimento parcialmente lesada por fixações internas. Nos restantes 38 doentes que salvaram o membro, a discrepância do comprimento do membro desenvolveu-se como resultado da perda de um ou dois ossos (Fig. 3a). No seguimento final, a discrepância média foi de 3,32 cm (variação de 1-10 cm). Não houve associação entre métodos cirúrgicos, idade na altura do diagnóstico e discrepâncias nos membros (P>0,05). Um total de 18 pacientes não apresentava claudicação discernível, 20 casos apresentavam uma claudicação cosmética menor e 4 casos apresentavam uma claudicação cosmética maior.

Sobrevivência. A taxa de OS foi de 57,66% em 56 doentes (Fig. 4a), a DFS a 2 e 5 anos foi de 48,21 e 10,71%, respetivamente. A EFS de 1, 2 e 3 anos foi de 85,02, 60,27 e 57,80%, respetivamente. As taxas de OS foram de 67,01 e 0% para os doentes nos estádios IIB e III de Enneking (Fig. 4b), respetivamente, e de 86,67 e 44,97% para os doentes com e sem fise (Fig. 4c), respetivamente. Nos doentes com 6 e 5 ciclos de quimioterapia, as taxas de SG foram de 82,17 e 33,33%, respetivamente (Fig. 4d; P<0,05). Não houve diferenças estatisticamente significativas em relação ao sexo, idade, método cirúrgico e localização do tumor em relação à SG.

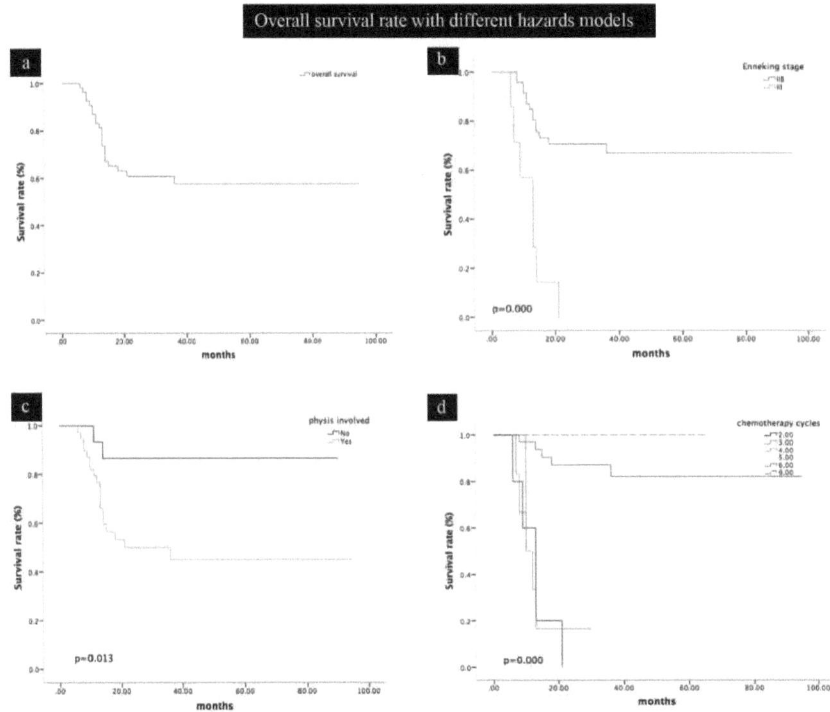

Figura 4. Taxa de sobrevivência global com diferentes modelos de risco. a. Gráfico que indica a taxa de OS de 56 doentes. b. Gráfico que mostra diferentes taxas de OS em doentes nos estádios IIB e III de Enneking. c. Gráfico que mostra diferentes taxas de OS em doentes com e sem fise. d. Gráfico que mostra diferentes taxas de OS em doentes com 6 e 5 ciclos de quimioterapia. SO, sobrevivência global.

Discussão

Em pacientes maduros, a substituição da prótese é o principal método para a cirurgia de salvamento do membro de um tumor ósseo maligno (20). No entanto, é uma questão controversa em doentes com uma idade esquelética imatura. Atualmente, uma variedade de procedimentos tem sido utilizada nestes jovens doentes, incluindo próteses, reconstrução biológica, artrodese, rotação-plastia (21-23) e amputações. As crianças que são submetidas a cirurgia de preservação dos membros inferiores enfrentam vários problemas no pós-operatório à medida que crescem. Nomeadamente, as discrepâncias de comprimento dos membros e o afrouxamento da prótese podem causar disfunções graves nos membros (24,25).

A cirurgia ablativa (amputação ou rotação-plastia) foi realizada em doentes com doença em estádio III de Enneking (com metástases pulmonares e cirurgia de debulking), recidiva local, sarcoma extenso e naqueles que não respondiam à quimioterapia ou eram jovens (<9 anos de idade). A amputação pode deixar defeitos estéticos, emocionais e funcionais. No presente estudo, a amputação foi efectuada em 7 doentes. A rotação-plastia permite a correção simultânea das discrepâncias de comprimento dos membros (26). A reconstrução do membro é uma boa alternativa ao membro protésico com excelente função em doentes jovens, com um tempo de recuperação curto, movimento normal do joelho e sem eventos adversos durante o seguimento, no entanto, para muitos doentes podem existir preocupações emocionais e estéticas (27). No presente estudo, apenas três doentes aceitaram a rotaçãoplastia.

A prótese tumoral articulada foi utilizada em pacientes imaturos (18 casos) na cirurgia de preservação do membro, pois preenche o defeito e restaura imediatamente a função articular do joelho e a estabilidade biomecânica do membro. Na presente coorte, 45 placas de crescimento e epífises de membros foram invadidas por tumor, e a ressecção do tumor resultou na perda de uma porção significativa da superfície articular.

A prótese tumoral pode ser considerada como uma das opções de reconstrução mais convenientes (20,21). Atualmente, a prótese expansível não-invasiva da epífise não é comummente utilizada na China devido ao preço elevado, ao escasso equipamento de alongamento e à elevada taxa de complicações, incluindo lesões neurovasculares distraídas, infeção profunda e afrouxamento assético do implante (25,28). Entretanto, a reconstrução com prótese compromete a fise de crescimento. A fise de crescimento do segmento é comprometida pelo tumor, e a fise do lado oposto da articulação pode ser fisiologicamente alterada no seu potencial de crescimento pela perfuração da haste intramedular (29). Isto pode causar uma discrepância inevitável do membro, particularmente em crianças pequenas (idade <9 anos). Assim, no presente estudo, foi utilizada uma prótese remodelada com um diâmetro mais pequeno (<10 mm) para a haste intramedular, tendo sido preservada a parte sã da epífise (Fig. 2c). O membro envolvido com prótese de semi tíbia também foi reconstruído (hemiartroplastia) em 3 casos (Fig. 2b), pois apenas a fise de crescimento do segmento comprometido pelo tumor foi sacrificada e a cartilagem articular oposta não afetada foi mantida. A hemiartroplastia resultou em instabilidade multidirecional e limitou o movimento da articulação do joelho durante o seguimento. A discrepância do comprimento do membro variou de 1 a 6 cm (média de 2,60 cm) nos grupos TPR e STPR. Nas duas recidivas no grupo TPR, o tamanho enorme do tumor (diâmetro >10 cm), a sensibilidade reduzida à quimioterapia (taxa de necrose tumoral <90%) e uma margem de ressecção inadequada foram as principais razões da recidiva.

A longo prazo, as próteses podem resultar em taxas elevadas de complicações mecânicas e numa função articular limitada. Além disso, uma vez que os doentes sobreviventes têm uma longa esperança de vida, é muito difícil que qualquer reconstrução protésica atinja a durabilidade durante este período (30).

Em comparação com a substituição da prótese, as reconstruções biológicas requerem a incorporação do material de enxerto no hospedeiro. Uma vez que o osso do enxerto tenha sido substituído por osso autólogo, segue-se uma taxa de complicações inferior à da prótese ao longo do tempo (31). Por conseguinte, o enxerto ósseo maciço é normalmente utilizado em doentes em crescimento com expectativas de vida longa. Por conseguinte, foram adoptados diferentes métodos de ressecção e reconstrução de acordo com a classificação da imagem de RM obtida antes da operação (9).

No presente estudo, quando existia uma margem segura entre o tumor e a placa de crescimento e a epífise, foi efectuada uma osteotomia transversal na metáfise nos doentes com RMN tipo I, tal como descrito por Kumta *et al* (9). A distração da fiseal foi realizada em doentes com RMN tipo II para preservar a superfície articular e manter a função articular, tal como descrito por Canadell et *al* (16). Uma vez confirmadas as margens seguras durante a operação através de exame histológico, a substituição foi aplicada por osso autógeno inativo ou aloenxerto intercalar. Nos casos com RM tipo III, como os tumores estão intactos com a placa de crescimento, a ressecção intra-epifisária ou a substituição osteoarticular é utilizada como alternativa à reconstrução endoprostética (16). No entanto, deve-se ter cuidado ao determinar as margens cirúrgicas, e o tumor não deve atravessar a placa de crescimento para a ressecção intra-epifisária (32). No presente estudo, embora as margens de ressecção epifisária seguras tenham sido confirmadas por patologia, 2 casos da coorte recaíram dentro de 6-12 meses durante o acompanhamento (Fig. 3e, Tabela II). Nos casos com RM tipo IV e V, a substituição do aloenxerto osteoarticular foi a escolha preferida de tratamento devido à invasão da placa de crescimento e da epífise pelas células tumorais, tal como previamente descrito por Kumta *et al* (9). Nas reconstruções osteoarticulares do nosso estudo, os ligamentos remanescentes foram reinseridos no aloenxerto correspondente ou nos tecidos inactivos através de uma sutura direta lateral-lateral intervalada para melhorar a estabilidade. O menisco hospedeiro foi reinserido no aloenxerto osteoarticular, e ambas as inserções dos cornos e a cápsula articular foram suturadas. O ligamento cruzado do aloenxerto ou os tecidos inactivos foram inseridos e fixados ao osso do hospedeiro (33).

No presente estudo, os resultados indicaram que a preservação da PUP com margens adequadas e a reconstrução biológica nos tipos I, II e III de RM podem ser uma alternativa à reconstrução endoprostética. Os resultados clínicos da PUP e da reconstrução endoprotética indicaram pontuações MSTS e função articular do joelho iguais. Uma vez que a cartilagem articular e as estruturas estabilizadoras dos próprios doentes e o potencial de crescimento axial contínuo podem ser mantidos, é possível obter um efeito curativo permanente (34). A discrepância do comprimento do membro foi de 1-10 cm (média de 2,83 cm) nos grupos PUP mais IAR e PUP mais ABR no presente estudo. A discrepância no grupo atual não foi tratada, uma vez que a vida normal dos doentes não foi seriamente afetada.

No presente estudo, observámos um melhor resultado funcional da substituição endoprotésica do que da reconstrução osteoarticular em doentes com RM tipo IV e V. Devido à corrosão do líquido articular e à restrição de movimentos durante um longo período de tempo, pode observar-se uma absorção óssea evidente e rigidez da articulação do joelho na maioria dos doentes com substituição osteoarticular no presente estudo. Instabilidade articular, degeneração da cartilagem e fracturas metafisárias foram observadas nos doentes do presente estudo (Fig. 3f e h), o que é consistente com os achados de Hayashi *et al* (33). A instabilidade articular, a degenerescência da cartilagem e as fracturas metafisárias causaram pontuações mais baixas no MSTS e reduziram a função articular do joelho em comparação com a substituição da prótese. A discrepância do comprimento do membro variou de 4-9 cm (média de 6,17 cm) nos grupos OAR e IOR.

No presente estudo, os resultados indicaram que as infecções, particularmente as profundas, que constituem um sério impedimento e podem exigir uma amputação, são as principais complicações na reconstrução protética. No entanto, a união tardia ou não união e as fracturas são as principais complicações das construções biológicas. A união retardada pode ser identificada pela absorção progressiva e maciça do enxerto na junção osso-enxerto, uma vez que o aloenxerto substituído ou o osso autólogo inativo não tem um fornecimento sanguíneo adequado. O tratamento envolve uma cirurgia adicional com novo auto-enxerto e fixação alterada. Para acelerar a consolidação óssea, uma parte dos parafusos intramedulares bloqueados é normalmente removida 12 meses após a cirurgia para obter uma força de compressão dinâmica na superfície da fratura, o que pode resultar em união óssea em alguns casos (35).

A taxa de não união definitiva no presente estudo foi de 9,52%, o que é semelhante à taxa registada noutros estudos (36,37). Nas reconstruções osteoarticulares, observou-se uma degenerescência articular progressiva na maioria dos doentes logo 3-5 anos após a implantação, resultando num espaço articular estreito, dor e diminuição da função da articulação envolvida (Fig. 3h).

Foram referidos vários factores que afectam o efeito clínico e a taxa de sobrevivência dos doentes com osteossarcoma. Faisham *et al* (38) analisaram 163 doentes com osteossarcoma com uma idade média de 19 anos (intervalo, 6-59 anos). Foi relatado que a taxa de OS em pacientes que completaram quimioterapia e cirurgia (n=117) foi de 72% em 2 anos e 44% em 5 anos após o tratamento. Os factores que afectaram a taxa de sobrevivência foram os métodos cirúrgicos (salvamento do membro antes da amputação) e a presença de metástases pulmonares. Ayerza *et al* (39) analisaram retrospetivamente 251 pacientes com osteossarcoma de alto grau no período de 1980 a 1989 e relataram maiores taxas de tratamento de salvamento de membro e sobrevida, com menor incidência de amputação secundária ocorrida com o uso de quimioterapia. No presente estudo, os factores que afectaram a taxa de sobrevivência global incluíram o estádio clínico de Enneking, o envolvimento da placa de crescimento e os ciclos de quimioterapia.

No entanto, foram efectuados procedimentos cirúrgicos individualizados num número limitado de 56 doentes, pelo que seria difícil comparar técnicas substancialmente diferentes com o mesmo cirurgião. Outra limitação é o período de seguimento relativamente curto (intervalo, 2-95 meses; média, 21,66 meses) e o facto de apenas alguns dos doentes (18 casos, 32,14%) terem atingido a maturidade esquelética no último seguimento. Por conseguinte, não foi possível estabelecer qualquer discrepância final no comprimento dos membros. É necessário um seguimento mais longo para determinar a sobrevivência a longo prazo das diferentes reconstruções e as discrepâncias finais do comprimento dos membros.

As diferentes cirurgias do membro, incluindo a preservação da epífise/fise com construção biológica nos tipos I a III de RM, a reconstrução endoprostética/osteoarticular nos tipos IV e V de RM, são úteis no tratamento do osteossarcoma em doentes jovens em crescimento com indicações cirúrgicas adequadas e mantêm a função da articulação do joelho com complicações aceitáveis, incluindo discrepância do membro, união retardada, infeção, recorrência e fratura.

Referências

1.   Ottaviani G, Jaffe N. A epidemiologia do osteossarcoma. Cancer Treat Res.2009;152: 3-13

2.   Chen Y, Yu XC, Xu SF, Xu M, Song RX. Impactos da localização do tumor, natureza e destruição óssea do osteossarcoma da extremidade na seleção do procedimento operatório de salvamento do membro. Orthop Surg. 2016;8(2):139-149

3.   Haynes K, Tyner C, Williams PD. Prótese de repífise para preservação do membro em pacientes pediátricos com cancro ósseo: uma revisão da literatura. Orthop Nurs. 2013; 32(2):81-86

4.   Kudawara I, Aoki Y, Ueda T, Araki N, Naka N, Nakanishi H, Matsumine A, Ieguchi M, Mori S, Myoui A, Kuratsu S, Hashimoto N, Yoshikawa H. Quimioterapia neoadjuvante e adjuvante com ifosfamida, doxorrubicina, cisplatina e metotrexato em dose elevada em osteossarcoma não-metastático das extremidades: um ensaio de fase II no Japão. J Chemother. 2013;25(1):41-48

5.   Hegyi M, Semsei AF, Jakab Z, Antal I, Kiss J, Szendroi M, Csoka M, Kovacs G. Bom prognóstico do osteossarcoma localizado em doentes jovens tratados com cirurgia de substituição do membro e quimioterapia. Pediatr Blood Cancer. 2011;57(3):415-422

6.   Eleuterio SJ, Senerchia AA, Almeida MT, Da Costa CM, Lustosa D, Calheiros LM, Barreto JH, Brunetto AL, Macedo CR, Petrilli AS. Osteossarcoma em pacientes com menos de 12 anos de idade sem metástases tem prognóstico semelhante ao de adolescentes e adultos jovens. Pediatr Blood Cancer. 2015;62(7):1209-1213

7.   Ruzbarsky JJ, Goodbody C, Dodwell E. Fechando a placa de crescimento: uma revisão das indicações e opções cirúrgicas. Curr Opin Pediatr. 2017;29(1):80-86

8.   Hao YK, Zhang YK, Yang ZP, Li X, Yang Q, Li JM. A precisão da ressonância magnética na determinação do plano de osteotomia no osteossarcoma. Orthopedics. 2008;31(6):544

9.   Kumta SM, Chow TC, Griffith J, Li CK, Kew J, Leung PC. A classificação da localização do osteossarcoma com referência à placa epifisária ajuda a determinar a ressecção esquelética óptima em procedimentos de salvamento de membros. Arch Orthop Trauma Surg. 1999; 119(5-6):327-331

10.   Enneking WF, Springfield D, Gross M. The surgical treatment of parosteal osteosarcoma in long bones. J Bone Joint Surg Am. 1985;67(1): 125-135

11.   Skorupski KA, Uhl JM, Szivek A, Allstadt Frazier SD, Rebhun RB, Rodriguez CO Jr. Carboplatina versus alternância de carboplatina e doxorrubicina para o tratamento adjuvante do osteossarcoma apendicular canino: um ensaio aleatório de fase III. Vet Comp Oncol. 2016;14(1):81-87

12.   Schwartz CL, Wexler LH, Krailo MD, Teot LA, Devidas M, Steinherz LJ, Goorin AM, Gebhardt MC, Healey JH, Sato JK, Meyers PA, Grier HE, Bernstein ML, Lipshultz SE. Quimioterapia Intensificada com Dexrazoxane Cardioprotecção em Osteossarcoma Não Metastático Recentemente Diagnosticado: Um relatório do Children's Oncology Group. Pediatr Blood Cancer. 2016;63(1):54-61

13.   Yu W, Tang L, Lin F, Yao Y, Shen Z. Pirarubicina versus doxorrubicina em quimioterapia neoadjuvante/adjuvante para osteossarcoma de alto grau de membros em estágio IIB: o análogo é importante? Med Oncol. 2015;32(1): 307

14.   Associação Americana de Bancos de Tecidos. Orientações provisórias da Associação Americana de Bancos de Tecidos para a preservação de células, tecidos e órgãos: Diretrizes do Conselho de Reprodução. Newsl Am Assoc Tissue Banks. 1980;4(Suppl):37-40

15.   Tsuchiya H, Abdel-Wanis ME, Sakurakichi K, Yamashiro T, Tomita K. Osteossarcoma à volta do joelho. Excisão intra-epifisária e reconstrução biológica com osteogénese de distração. J Bone Joint Surg Br. 2002; 84(8):1162- 1166

16.   Canadell J, Forriol F, Cara JA. Remoção de tumores ósseos metafisários com preservação da epífise. Distração da fise antes da excisão. J Bone Joint Surg Br. 1994;76(1): 127-132

17.   Enneking WF, Dunham W, Gebhardt MC, Malawar M, Pritchard DJ. Um sistema para a avaliação funcional de procedimentos reconstrutivos após tratamento cirúrgico de tumores do sistema músculo-esquelético. Clin Orthop Relat Res. 1993;(286):241-246

18.   Tan PX, Yong BC, Wang J, Huang G, Yin JQ, Zou CY, Xie XB, Tang QL, Shen JN. Análise da eficácia e do prognóstico da cirurgia de salvamento do membro para osteossarcoma à volta do joelho. Eur J Surg Oncol. 2012;38(12): 1171-1177

19.   Bi W, Wang W, Han G, Jia J, Xu M. Osteossarcoma à volta do joelho tratado com quimioterapia neoadjuvante e uma prótese personalizada. Orthopedics. 2013;36(4):e444-

e450

20.   Houdek MT, Watts CD, Wyles CC, Rose PS, Taunton MJ, Sim FH. Resultado funcional e oncológico da endoprótese cimentada para tumores malignos do fémur proximal. J Surg Oncol. 2016;114(4):501-506

21.   Ieguchi M, Hoshi M, Aono M, Takada J, Ohebisu N, Kudawara I, Nakamura H. Reconstrução do joelho com endoprótese após ressecção extra-articular e intra-articular de osteossarcoma. Jpn J Clin Oncol. 2014; 44(9):812-817

22.   Hahn SB, Park HJ, Kim HS, Kim SH, Shin KH. Tratamento cirúrgico de tumores ósseos malignos e agressivos ao redor do joelho por ressecção segmentar e rotaçãoplastia. Yonsei Med J. 2003;44(3): 485-492.

23.   Campanacci L, All N, Casanova JM, Kreshak J, Manfrini M. Compósito protético de aloenxerto recapeado para reconstrução da tíbia proximal em crianças: resultados a médio prazo de uma técnica original. J Bone Joint Surg Am. 2015;97(3): 241-250

24.   Abdel-Ghani H, Ebeid W, El-Barbary H. Gestão da não união combinada e da discrepância do comprimento do membro após enxerto fibular vascularizado. J Bone Joint Surg Br. 2010;92(2):267-272

25.   Cipriano CA, Gruzinova IS, Frank RM, Gitelis S, Virkus WW. Complicações frequentes e perda óssea grave associadas à prótese femoral distal expansível da repífise. Clin Orthop Relat Res. 2015;473(3):831-838

26.   Sawamura C, Matsumoto S, Shimoji T, Ae K, Tanizawa T, Gokita T, Koyanagi H, Okawa A. Indicações e complicações cirúrgicas da rotaçãoplastia. J Orthop Sci. 2012; 17(6):775-781

27.   Forni C, Gaudenzi N, Zoli M, Manfrini M, Benedetti MG, Pignotti E, Chiari P. Living with rotationplasty--quality of life in rotationplasty patients from childhood to adulthood. J Surg Oncol. 2012;105(4):331-336

28.   Dotan A, Dadia S, Bickels J, Nirkin A, Flusser G, Issakov J, Neumann Y, Cohen I, Ben-Arush M, Kollender Y, Meller I. Endoprótese expansível para cirurgia de limbsparing em crianças: resultados a longo prazo. J Child Orthop. 2010;4(5):391-400

29.   Arteau A, Lewis VO, Moon BS, Satcher RL, Bird JE, Lin PP. Tibial growth

disturbance following distal femoral resection and expandable endoprosthetic reconstruction. J Bone Joint Surg Am. 2015;97(22):e72

30.   Abed YY, Beltrami G, Campanacci DA, Innocenti M, Scoccianti G, Capanna R. Biological reconstruction after resection of bone tumours around the knee: longterm follow-up. J Bone Jt Surg Br 2009;91(10): 1366-1372.

31.   Bus MP, Dijkstra PD, van de Sande MA, Taminiau AH, Schreuder HW, Jutte PC, van der Geest IC, Schaap GR, Bramer JA. Intercalary allograft reconstructions following resection of primary bone tumors: a nationwide multicenter study. J Bone Joint Surg Am. 2014; 96(4):e26

32.   Aponte-Tinao L, Ayerza MA, Muscolo DL, Farfalli GL. Sobrevivência, recorrência e função após preservação epifisária e reconstrução de aloenxerto em osteossarcoma do joelho. Clin Orthop Relat Res. 2015;473(5):1789-1796

33.   Hayashi K, Araki N, DeGroot H 3rd, Mankin H. Total knee arthroplasty in patients who have massive osteoarticular allografts. Clin Orthop Relat Res. 2000r;(373):62-72

34.   Muscolo DL, Ayerza MA, Aponte-Tinao LA, Ranalletta M. Preservação parcial da epífise e reconstrução de aloenxertos intercalares em osteossarcoma metafisário de alto grau do joelho. J Bone Joint Surg Am. 2004;86:2686-2693

35.   Karaka§li A, Satoglu IS, Havitgioglu H. Uma nova haste intramedular de compressão dinâmica sustentada para o tratamento de fracturas de ossos longos: um estudo biomecânico. Eklem Hastalik Cerrahisi. 2015;26(2):64-71

36.   Bus MP, Dijkstra PD, van de Sande MA, Taminiau AH, Schreuder HW, Jutte PC, vander Geest IC, Schaap GR, Bramer JA. Intercalary allograft reconstructions following resection of primary bone tumors: a nationwide multicenter study. J Bone Joint Surg Am. 2014;96(4):e26

37.   Hornicek FJ, Gebhardt MC, Tomford WW, Sorger JI, Zavatta M, Menzner JP, Mankin HJ. Factores que afectam a não união da junção aloenxerto-hospedeiro. Clin Orthop Relat Res. 2001;382:87-98

38.   Faisham WI, Mat Saad AZ, Alsaigh LN, Nor Azman MZ, Kamarul Imran M, Biswal BM, Bhavaraju VM, Salzihan MS, Hasnan J, Ezane AM, Ariffin N, Norsarwany M, Ziyadi MG, Wan Azman WS, Halim AS, Zulmi W. Factores de prognóstico e taxa de

sobrevivência do osteossarcoma: Um estudo numa única instituição. Ásia Pac J Clin Oncol. 2017;13(2):e104-e110

39.   Ayerza MA, Farfalli GL, Aponte-Tinao L, Muscolo DL. O aumento da taxa de cirurgia poupadora de membros afecta a sobrevivência no osteossarcoma? Clin Orthop Relat Res. 2010; 468(11):2854-2859

Co-autores:

- Jiaqiang Wang

- Qiqing Cai

- Songtao Gao

- Peng Zhang

- Feifei Feng

- Xin Wang

- Yan Zheng